SCHLANKER GESÜNDER SCHÖNER

DER WEG ZUM ULTIMATIVEN FRAUENKÖRPER

Alwin Penner

Die Ratschläge in diesem Buch sind vom Autor und vom Verlag sorgfältig erwogen und geprüft worden. Sie bieten jedoch keinen Ersatz für kompetenten medizinischen Rat. Alle Angaben in diesem Buch erfolgen daher ohne jegliche Gewährleistung oder Garantie seitens des Verlages oder des Autors. Eine Haftung des Autors bzw. des Verlages für Personen-, Sach- und Vermögensschäden ist ebenfalls ausgeschlossen.

Copyright © 2014 Alwin Penner

All rights reserved.

Herausgeber

Veronika Penner, Lipper Hellweg 367, 33699 Bielefeld

ISBN: 1505201543
ISBN-13: 978-1505201543

ÜBER DEN AUTOR

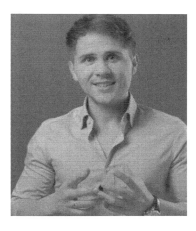

Hallo, ich bin Alwin und von der Heilkraft und Wirkung natürlicher Lebensmittel begeistert und fest davon überzeugt, dass jeder seinen Traumkörper erreichen kann, den er sich vorstellt. Ich möchte jedem die Chance geben, dies zu erreichen, indem ich einfache und funktionierende, auf wissenschaftliche Erkenntnisse basierende Ratschläge gebe.

Durch meine Arbeit konnte ich bereits Hunderten von Menschen helfen, ihre persönlichen, gesundheitlichen und sportlichen Ziele zu erreichen. Nun teile ich, was ich weiß, in meinen Programmen und Büchern mit.

Wenn du deinen Traumkörper erreichen möchtest und dabei auch noch deine Gesundheit auf ein ganz anderes Niveau heben möchtest, dann denke ich, dass ich dir helfen kann. Ich hoffe, dass dir dieses Buch gefallen wird.

Herzliche Grüße,
Alwin Penner

INHALT

1 Was wäre, wenn... 1
ich dir zeigen könnte, wie du deinen Körper schneller verändern könntest, als du es jemals für möglich gehalten hast?

2 Das ist Schlanker-Gesünder-Schöner 3
Es geht darum, richtig zu trainieren, richtig zu essen und Ergebnisse zu erzielen...

3 Die versteckten Hindernisse 8
Die größte Herausforderung, die dich aufhält, ist nicht das, was du denkst...

4 Die größten Muskelaufbau-Mythen und Fehler 17
Das ist der Grund, warum die meisten Frauen, die du im Fitnessstudio siehst, keine wirklichen Fortschritte machen...

5 Die größten Fettabbau-Mythen und Fehler 30
Wirklich Fett loszuwerden ist unmöglich, wenn du diese Fehler machst...

6 Vom Ungleichgewicht zum Übergewicht 42
Der Grund dafür, warum du kein Fett verlierst, obwohl du glaubst, alles dafür zu tun...

7 Warum Fett nicht gleich Fett ist 49
Viele Hollywood-Stars kennen dieses Geheimnis...

8 Die zwei Lebensmittel, die deinen Körper und dein Gehirn schleichend zerstören 62
Du wirst krank, dumm und fett, wenn du sie isst...

9 Milch: Gesund oder ein Killer? 68
Die Antwort wird dich vielleicht überraschen...

10 Die Grundbausteine optimaler Ernährung 75
Welche Nährstoffe dein Körper braucht, um Muskeln aufzubauen, Fett abzubauen und gesund zu sein...

11 Was du essen und was du lieber lassen solltest 85
Welche Lebensmittel fördern deinen Fortschritt und welche halten dich auf...

12 Warum einfach besser ist 93
Wenn du das beachtest, hast du mehr Energie und wirst straffer und schöner...

13 Wie und warum essen 95
Was du beim Essen falsch machen kannst und wie du deine Nährstoffe besser aufnimmst...

14 Wie du deine Mahlzeiten planen kannst, um deinen Fortschritt zu optimieren 99
Wenn du deine Mahlzeiten nicht planst, wirst du es dir nur unnötig schwer machen...

15 Dein Schlanker-Gesünder-Schöner-Ernährungsplan 104
Dieser Plan ermöglicht es dir, so schlank und schön zu sein, wie du willst...

16 Der Trainingspartner Code 112
Hält dich dein Trainingspartner davon ab erfolgreich zu sein? Überlege dir gut, mit wen du trainierst...

17 Wie setzt du Ziele, die dich wirklich motivieren 115
Das Geheimnis für Disziplin und einen eisernen Willen, der dich nicht scheitern lässt...

18	**Warum Hormone eine Rolle spielen** Wie Hormone unsere Figur und unsere Fähigkeit Gewicht abzubauen beeinflussen…	120
19	**Die Schlanker-Gesünder-Schöner - Trainingsregeln** Wenn du diese Regeln anwendest, entfesselst du das maximale Potenzial, um schlanke und schöne Muskeln aufzubauen…	130
20	**Dein Schlanker-Gesünder-Schöner-Trainingsplan** Werde dein eigener Personaltrainer und erstelle einen Trainingsplan für herausragendes Muskelwachstum und Fettabbau…	143
21	**Ab hier wird sich dein Körper verändern** Du bist gerade dabei, ein Abenteuer zu beginnen, das dich komplett verändern wird. Wo wird es dich hinführen…	166
22	**Wenn es nicht funktioniert** Wie misst du deine Erfolge und was sind die Gründe, wenn es nicht funktioniert…	168
23	**Häufig gestellte Fragen** Antworten zu häufig gestellten Fragen über Training, Ernährung und Lifestyle…	172
24	**Mehr als eine Entscheidung**	178

Alwin Penner

1 WAS WÄRE, WENN...

Auch wenn du glaubst, dass deine genetische Veranlagung nicht gut ist. Es spielt keine Rolle, wie hoffnungslos du dich fühlst, nachdem du verschiedene Arten von Trainingsübungen und Ernährungsplänen ausprobiert hast. Ich bin überzeugt davon, dass du den schlanken, gesunden und schönen Körper haben kannst, den du dir wünschst.

Was wäre, wenn ich dir zeigen könnte, wie du deinen Körper schneller verändern könntest, als du es jemals für möglich gehalten hast?

Was wäre, wenn ich dir die genaue Formel für Sport und Ernährung zeigen könnte, mit der du ganz leicht 6-15 kg abnehmen und dein Wunschgewicht erreichen kannst?

Was wäre, wenn ich dir zeigen könnte, wie du einen schlanken, harmonischen Körperbau bekommst, den du liebst? Und das in weniger als 3 Prozent deiner Tageszeit.

Was wäre, wenn ich dir sagen würde, dass du deinen Traumkörper erreichen kannst, ohne dass sich dein ganzes Leben darum dreht? Keine langen Stunden im Fitnessstudio, ohne zu hungern, und keine endlosen Cardio-Trainingseinheiten, bis sich der Magen dreht.

Und was wäre, wenn du die ganzen Fehler und Probleme kennen würdest, an denen die meisten scheitern?

Stell dir vor, wie sich dein Selbstbewusstsein verändern würde, wenn du dieses Bauchfett nicht mehr hättest.

Stell dir vor, wie in nur wenigen Wochen, die ganzen Komplimente auf dich zukommen und du gefragt wirst, was mit dir passiert ist, dass du dich so verändert hast. Was in aller Welt du gemacht hast, um das zu erreichen?

Stell dir vor, wie du die hohe Lebensenergie und deine positive Lebenseinstellung genießt und dabei weißt, dass du jeden Tag gesünder und schöner wirst.

Hm, wie sage ich das jetzt am besten? Du kannst tatsächlich all das haben und das sogar noch viel leichter, als du wahrscheinlich glaubst. Es spielt dabei keine Rolle, ob du 21 oder 61 bist. Ob du fit bist oder nicht. Es ist egal, wer du bist. Ich verspreche dir, du kannst deinen Körper so verändern, wie du ihn dir wünschst.

Also was sagst du? Würdest du meine Hilfe annehmen? Wenn du jetzt „ja" geantwortet hast, dann hast du gerade nicht nur einen Schritt, sondern einen Sprung zu deinem Ziel gemacht: Schlanker, gesünder und schöner zu sein.

Dein Abenteuer zum ultimativen weiblichen Körper beginnt, sobald du auf die nächste Seite geblättert hast.

2 DAS IST SCHLANKER-GESÜNDER-SCHÖNER

Ich werde dir verraten, was du so wahrscheinlich noch nicht gehört hast:

- Du brauchst nicht jeden Monat Hunderte von Euros für nutzlose Nahrungsergänzungsmittel oder Diätpillen auszugeben.
- Du brauchst nicht unter einer super-low-Kalorien-Diät zu hungern, um Gewicht zu verlieren. Im Gegenteil. Dadurch zerstörst du deinen Stoffwechsel, was gleichzeitig heißt, dass alle Kilos wieder zurückkommen.
- Du musst deine Übungen nicht regelmäßig verändern, um deine Muskeln aktiv zu halten. Ich bin mir ziemlich sicher, dass deine Muskeln keine kognitiven Fähigkeiten haben.
- Du musst nicht endlose Stunden mit langweiligem Cardio verschwenden, um ungesundes Bauchfett loszuwerden und um schlank und schön zu sein.

- Du musst nicht komplett auf „Cheat Foods" verzichten, um Gewicht zu verlieren und eine ideale Körperform zu haben. Wenn du diese „Cheat Foods" richtig planst, kannst du deine Fettverbrennung sogar beschleunigen.

Und das sind nur ein paar der schädlichen Irrtümer, die von vielen geglaubt werden. Diese Irrtümer sorgen für Frustration, bringen kleine bis keine Erfolge und bringen viele dazu aufzugeben.

Das war eigentlich meine Hauptmotivation, dieses Buch zu schreiben. Mich fragen seit vielen Jahren Freunde, Familie, Bekannte und Kollegen nach Ratschlägen. So gut wie immer haben sie an viele merkwürdige Trainings- und Ernährungskonzepte geglaubt, die so gut wie gar nicht funktioniert haben.

Indem ich ihnen genau das Gleiche verraten habe, was ich dir in diesem Buch zeigen werde, konnte ich ihnen helfen, Fett loszuwerden und schlanke Muskeln aufzubauen. Sie sahen nicht nur besser aus, sondern haben sich auch noch viel besser gefühlt.

Das Geheimnis schöner und schlanker Frauen

Was kommt dir in den Sinn, wenn du an hübsche und schlanke Frauen denkst?

Die Chancen liegen jetzt sehr gut, dass du gerade an Victoria's Secret Models gedacht hast.

Viele Prominente tun so, als ob sie ihren Körper ohne jeglichen Einsatz erhalten haben. Als ob es ein einfacher Zufall ist, dass sie so aussehen, wie sie aussehen. Fall bitte nicht darauf rein. Diese Frauen machen wirklich viel und gehen systematisch vor, um einen schlanken und schön geformten Körper zu haben.

Es gibt aber etwas, was viele nicht wissen: Victoria's Secret Models trainieren teilweise mit den gleichen Übungen wie Männer.

Was meine ich damit? Ihr Trainingsprogramm besteht fast ausschließlich aus Gewichtstraining, um so auszusehen, wie sie aussehen. Um harmonische und straffe Arme zu haben, für schöne und definierte Beine und einen perfekt geformten Bauch.

Du zweifelst daran?
Miranda Kerr stemmt vier Mal in der Woche Gewichte und schwört auf Übungen wie Kniebeugen, den Langhantel-Ausfallschritt vorwärts und den Langhantel-Ausfallschritt rückwärts, um ihren Po zu straffen und ihre Beine in Form zu bringen.

Chanel Iman behauptet, dass sie Schwierigkeiten hat, ihre Beine zu straffen und verlässt sich deshalb auf viele Kniebeuge und Gewichtheben, um ihren Körper in Form zu halten.

Alessandra Ambrosio setzt genau auf die gleiche Technik: Kniebeuge, Ausfallschritte und Kreuzheben, um ihren berühmten Po und ihre Beine in Form zu halten.

An dieser Stelle gibt es noch viele weitere Beispiele.

Diese Information kann dich jetzt vielleicht irritieren und du fragst dich: „Bekommt man als Frau durch Krafttraining nicht große und hässliche Muskeln?"

Das ist nämlich eine der größten Lügen, die es im Bereich der Frauenfitness gibt. Muskeln aufzubauen ist nämlich der Schlüssel, um deinen Stoffwechsel zu aktivieren, sexy Formen zu bekommen und schlank zu bleiben.

Frauen entwickeln nämlich Muskeln nicht wie Männer. Du verfügst nur über ungefähr ein Sechstel des Testosterons eines durchschnittlichen Mannes. Und Testosteron ist eines der Haupttreiber des Muskelwachstums.

Es ist für dich also quasi unmöglich, so große Muskeln wie ein Mann zu bekommen. Die Muskulatur einer Frau sieht anders aus, als bei einem Mann.

Diese stark muskulösen Frauen, die bei Bodybuilding Wettbewerben auf die Bühne kommen, trainieren härter als du es dir vorstellen kannst und nehmen mehr Medikamente und

Chemikalien, als du dir vorstellen kannst, um so auszusehen, wie sie aussehen.

Für eine normale Frau ist moderates und richtiges Krafttraining der Schlüssel, um schlank, straff, stark und sexy auszusehen.

Worum es bei Schlanker-Gesünder-Schöner geht

Ich trainiere, um mich besser zu fühlen, besser auszusehen und gesünder zu sein. Und ich möchte dabei das beste Ergebnis erhalten. Wenn ich bessere Ergebnisse erzielen kann und dabei nur halb so lange trainieren muss, dann will ich das tun.

In diesem Buch geht es darum, richtig zu trainieren, richtig zu essen und Ergebnisse zu erzielen. Ich zeige dir das Training und die Ernährung, die dir helfen, den maximalen Erfolg in der kürzesten Zeit zu erreichen.

Diese Übungen sind nichts Bahnbrechendes und außergewöhnlich Neues. Aber du wirst sie wahrscheinlich noch nie so gemacht haben, wie ich dir das zeigen werde.

Es ist nichts Bahnbrechendes oder Kompliziertes daran, sich richtig und gesund zu ernähren. Die meisten machen es jedoch falsch.

Wenn du das machst, was ich dir in diesem Buch zeige, kannst du je nach aktueller Situation in den ersten drei Monaten 6-15 kg Fett loswerden. Das ist schon eine ziemlich beeindruckende Veränderung. Deine Familie und Freunde werden dich fragen, wie du es machst und bei dir Rat suchen.

Wenn du schon eine recht schlanke Figur hast und nur an den Armen, Beinen und am Po definierter und straffer sein möchtest, dann ist dieses Buch auch für dich perfekt.

Bist du bereit? Großartig.

Hier ist der erste Schritt: Vergiss für einen kurzen Moment, was du über Training und Ernährung zu wissen glaubst.

Sei in diesem einfach offen für Neues und lass dieses Buch auf dich wirken.

Während du das Buch liest, wirst du feststellen, dass sich einige Dinge, die du geglaubt hast, als richtig herausstellen, während andere sich als falsch herausstellen. Und das ist auch Okay so.

Folge den Konzepten in diesem Buch, so wie ich sie dir zeige, und lass die Ergebnisse für sich selbst sprechen.

Wenn du das tust, kann ich dir garantieren, dass du von deinen Ergebnissen nicht enttäuscht sein wirst.

Lass uns loslegen!

3 DIE VERSTECKTEN HINDERNISSE

Vielleicht fragst du dich, warum so viele zum Thema Gesundheit und Fitness völlig verwirrt sind. Wenn du dich nur einmal in deinem persönlichen Freundeskreis umhörst, wirst du verschiedene widersprüchliche und unlogische Empfehlungen und Meinungen hören.
Kalorien zählen funktioniert nicht. Brokkoli hat mehr Protein als Hähnchenfleisch. Alle Kohlenhydrate, die du am Abend isst, werden automatisch zu Körperfett. Wenn du Fette isst, wirst du fett. Wenn du wenig bis gar kein Fett isst, baust du Fett ab. Du musst eine Menge kleiner Mahlzeiten am Tag essen, um abzunehmen.
Ich habe tatsächlich all diese Dinge gehört. Ziemlich beängstigend, nicht wahr?
Also wie kommt es dazu, dass so viele für falsche Informationen, Lügen und seltsamen Ideen anfällig sind?
Während sich diese Frage vielleicht so anhört, als ob es darauf, eine tiefe, philosophische Antwort gibt, ist die Antwort tatsächlich ziemlich einfach.

Das nächste Mal, wenn jemand wieder über Kalorien spricht, stell einfach mal diese Frage: Was ist eine Kalorie?

Mit Sicherheit wird diese Person nur dastehen und dich mit einem verwirrten Gesicht anschauen. Viele haben nämlich keine Ahnung, was das Wort überhaupt bedeutet. Und das ist erst der Anfang.

Was ist ein Kohlenhydrat?
Was ist ein Protein?
Was ist dick?
Was ist ein Muskel?
Was ist ein Hormon?
Was ist ein Vitamin?
Was ist eine Aminosäure?

Nur sehr wenige Menschen wissen, was diese Worte tatsächlich bedeuten. Diejenigen, die nicht verstehen, was diese Worte bedeuten, glauben fast alles, was ihnen gesagt wird. Wenn du nicht verstehst, worum es geht, kannst du auch nicht wirklich einschätzen, was richtig und falsch für dich ist.

Es ist also wichtig, die Bedeutung einiger wichtiger Begriffe zu kennen.

Wenn die Wörter eines Gesprächs nicht verstanden werden, kann dieses Gespräch auch nicht genau wiedergegeben werden. Es kommt zu Fehlinterpretationen, weil jeder seine eigenen Schlüsse aus dem Gespräch zieht.

Wenn ich dir zum Beispiel sagen würde: „Die Kinder müssen bei Dämmerung losgehen", wirst du dich vielleicht fragen, warum ich über „Dämmerung" rede. „Dämmerung" bedeutet einfach die Zeit am Tag, wenn die Sonne sich gerade hinter dem Horizont befindet, vor allem die Zeit zwischen Sonnenuntergang und Dunkelheit. Der Satz macht Sinn, sobald bekannt ist, was mit Dämmerung gemeint ist.

In der Schule haben einige von uns gelernt, ein Wort zu verstehen, indem sie sich den Kontext des Satzes anschauen und versuchen, die Bedeutung des Wortes herzuleiten.

Genau das ist ein sehr uneffektiver Weg zu lernen, weil die

Person, die den Text geschrieben hat, eine Botschaft hat und dieses bestimmte Wort wählt, um etwas Wichtiges zu vermitteln.

Wenn wir verstehen wollen, was uns jemand erzählt, ist es sehr hilfreich, die Wörter des anderen zu kennen und zu verstehen. Und nicht nur zu glauben, was der andere gemeint haben könnte.

Genau deswegen möchte ich dir gleich zum Anfang ein paar Definitionen von Wörtern mitgegeben, die häufig zum Thema Fitness, Gesundheit und Ernährung fallen. Ich möchte, dass du die Dinge verstehst. Nur so kannst du für dich erkennen, was gut und richtig für dich ist.

Du musst die Definitionen dieser Wörter nicht auswendig lernen, um schlank, gesund und schön zu sein. Sie sollen dir helfen, einen Überblick zu erhalten und dein Verständnis zu vertiefen. Vielleicht wirst du in den nächsten Monaten öfters auf die Liste schauen, um die Bedeutung einzelner Wörter nachzuschlagen.

Ich habe diese Wortlisten so gestaltet, dass sie aufeinander aufbauen und immer komplexer werden. Wahrscheinlich werden einige der Wörter ganz neu sein und du wirst einige Dinge plötzlich ganz anders wahrnehmen.

Lass uns mit der ersten Liste von Schlüsselwörtern loslegen.

Schlüsselwörter zur Wissenschaft des Körpers

Organismus:
Ein Organismus ist ein einzelnes lebendes Etwas, wie zum Beispiel eine Person, ein Tier oder eine Pflanze.

Zelle:
Die Zelle ist die kleinste lebende Einheit aller Organismen. Einige Lebewesen bestehen aus nur einer einzigen Zelle. Ein normal großer Mann setzt sich aus 10 bis 100 Billionen einzelner Zellen zusammen.

SCHLANKER GESÜNDER SCHÖNER

Zellen halten sich selbst am Leben, erzeugen Energie, tauschen Informationen mit Nachbarzellen aus, multiplizieren sich und sterben, sobald ihre Zeit gekommen ist.

Muskel:
Ein Muskel besteht aus Tausenden von feinen Fasern und einzelnen Zellen. Sie bündeln sich und bilden gemeinsam den Muskel. Der Muskel kann im Körper an Knochen, aber auch an Sehnen befestigt sein. Um eine Bewegung zu erzeugen, kann sich der Muskel zusammenziehen und entspannen.

Nerven:
Ein Nerv besteht aus einem Bündel von Nervenfasern, welche die Nachrichten zwischen Gehirn, Rückenmark, Organe und Muskulatur übertragen.
Diese Meldungen geben Empfindungen weiter und sorgen für die Aktivität von Muskeln und Organe. Die Nerven sind das Kommunikationssystem des Körpers.

Hormone:
Ein Hormon ist ein vom Körper produzierter Botenstoff. Er wird über das Blut oder andere Körperflüssigkeiten zu den Zellen und Organen transportiert, um hier bestimmte Aufgaben auszuführen.

Dehydrierung:
Im Körper benötigt jedes einzelne Organ Wasser, um zu existieren und zu funktionieren. Wenn wir schwitzen, urinieren oder atmen, geht Wasser verloren. Dieses Wasser muss täglich ersetzt werden.
Verliert der Körper viel mehr Flüssigkeit, als ihm zugeführt wird, wird dieser Zustand als Dehydration bezeichnet. Eine Dehydration führt zu Kopfschmerzen, Müdigkeit, körperliche Schwäche, verminderte geistige Leistungsfähigkeit und schließlich zum Tod.

Verdauung:
Die Verdauung ist der Prozess, um Nahrung abzubauen. Sie meint das Mahlen der Zähne, die verdauenden Bewegungen von Speiseröhre, Magen und Darm sowie die enzymatische Spaltung der Nährstoffe. Nach der Aufspaltung können die entstandenen Verbindungen ins Blut aufgenommen und im Körper verteilt werden.

Stoffwechsel:
Der Stoffwechsel beschreibt alle biochemischen Vorgänge, die in einer Zelle ablaufen. Anders gesagt, die aufgenommenen Nährstoffe werden in den Zellen abgebaut, umgebaut und zu neuen Produkten aufgebaut. Durch den Stoffwechsel wird Energie aus der aufgenommenen Nahrung erzeugt.

Anabolismus:
Anabolismus ist ein Stoffwechselprozess, bei dem Energie benötigt wird, um komplexere Substanzen (wie zum Beispiel Gewebe) aus einfachen Substanzen herzustellen. Das Gegenteil von Anabolismus ist der Katabolismus.

Energie:
Energie ist die Kraft, die wir aus Strom, Brennstoff, Lebensmitteln und anderen Quellen erhalten, um eine Bewegung zu erzeugen. Energie ist die physische oder mentale Kraft einer Person, die genutzt wird, um eine Aktivität zu verrichten.

Schlüsselwörter zu Ernährung und Wirkung

Kalorie:
Eine Kalorie ist eine veraltete Maßeinheit für Energie und beschreibt die Energie, die im Körper bei der Verdauung von Nährstoffen frei wird. Eine Kalorie reicht aus, um die Temperatur von 1 ml Wasser um ein Grad Celsius zu erhöhen.

Kalorien sind auch eine Maßeinheit für den Energiebedarf

eines Menschen, der in Ruhe und bei verschiedenen Tätigkeiten benötigt wird.
Bei den Kalorien in der Ernährung geht es also darum, wie viel potenzielle Energie diese Lebensmittel zuführen.

Nährstoff:
Ein Nährstoff ist eine Substanz, die einem lebenden Körper das gibt, was er zum Leben und zum Wachsen braucht.

Molekül:
Ein Molekül ist die kleinste Verbindung, die aus zwei oder mehreren Atomen besteht. Wird ein Molekül gespalten, teilt es sich in seine ursprüngliche Substanz.

Eiweiß:
Eiweiße, auch als Proteine bekannt, sind lebenswichtige Nährstoffe. Eiweiße sind im Körper eine natürlich vorkommende Verbindung, die für das Wachstum und die Reparatur von Zellen und Gewebe notwendig sind. Das Muskelgewebe besteht zum größten Teil aus Eiweiß.

Aminosäuren:
Aminosäuren sind die Bausteine der Eiweiße. Sie sind sehr klein und setzen sich aus verschiedenen Arten zusammen. Der menschliche Körper kann 9 dieser Aminosäuren nicht selbst produzieren und muss diese über die Nahrung aufnehmen.

Fett:
Fett ist von Natur aus ein besonders öliges und schmieriges Gewebe. Im Körper befindet sich das Fett direkt unter der Haut und schützt als „Polster" die inneren Organe.
Das Fett, welches über die Nahrung aufgenommen wird, dient als wichtiger Energieträger. Es unterstützt den Zellaufbau, ist Bestandteil der Zellmembranen und für die Aufnahme fettlöslicher Vitamine unerlässlich. Fette lassen sich in gesättigte und ungesättigte Fettsäuren unterteilen.

Fettsäuren:
Fettsäuren sind die Moleküle aus denen Fettzellen bestehen. Einige Fettsäuren werden vom Körper benötigt, um Zell- und Gewebeteile herzustellen.

Fettsäuren enthalten doppelt so viele Kalorien wie Kohlenhydrate und Proteine und sind ein wichtiger Energielieferant für das Gehirn.

Kohlenhydrate:
Kohlenhydrate bestehen aus verschiedenen Arten von Zucker und Stärke. Sie sind im Körper ein wichtiger Energieträger und am Aufbau von Zellen beteiligt.

Zucker:
Zucker ist eine Sorte süß schmeckender Kohlenhydrate, die zum Beispiel in verschiedenen Pflanzen, Früchten und Honig enthalten ist.

Glucose:
Glucose ist die einfache Form von Zucker und für den Menschen eine wichtige Energiequelle. Die meisten Kohlenhydrate werden im Körper zu Glucose umgewandelt und als Hauptbrennstoffquelle für die Zellen genutzt.

Glykogen:
Glykogen ist eine Speicherform von Kohlenhydraten. Wenn im Körper zu viel Glucose vorhanden ist, speichert er diese in Form von Glykogen in der Leber und Muskulatur.

Glykogen funktioniert somit wie ein Back-up-Kraftstoff des Körpers. Wenn der Körper einen schnellen Energieschub benötigt, wird diese gespeicherte Glucose in die Blutbahn gesendet.

Blutzucker:
Der Blutzucker beschreibt die Menge von Glucose im Blut. Glucose wird über das Blut in die Zellen gebracht, sodass es hier als Energie verwertet oder als Energie gespeichert wird.

SCHLANKER GESÜNDER SCHÖNER

Insulin:
Insulin ist ein Hormon im Körper, welches den Blutzuckerspiegel senkt. Es wird in der Bauchspeicheldrüse gebildet und in die Blutbahn gesendet.

Der Körper nutzt Insulin auch, um in den Zellen der Muskulatur und des Fettgewebes die Durchlässigkeit für Glucose zu steigern.

Einfache Kohlenhydrate:
Einfache Kohlenhydrate sind eine sehr einfache Form von Zucker, die in der Regel süß schmeckt und sehr schnell in Glucose abgebaut wird.

Komplexe Kohlenhydrate:
Komplexe Kohlenhydrate bestehen aus mehreren einfachen Kohlenhydraten. Durch ihre Verknüpfung dauert es im Körper länger, diese komplexen Kohlenhydrate in Glucose zu spalten.

Werden komplexe Kohlenhydrate verzehrt, steigt der Blutzuckerspiegel langsamer an und bleibt über längere Zeit konstant.

Glykämischer Index:
Der glykämische Index ist eine Skala, welche die Auswirkungen von verschiedenen Kohlenhydraten auf den Blutzuckerspiegel misst. Kohlenhydrate, die langsam gespalten werden, gelangen nur sehr langsam in die Blutbahn und haben dementsprechend einen niedrigen glykämischen Index.

Kohlenhydrate, die schnell in Glucose umgewandelt werden, sorgen dagegen für einen steilen Blutzuckeranstieg und haben einen hohen glykämischen Index.

Ein glykämischer Index von <55 gilt als tief und ein glykämischer Index von >70 gilt als hoch.

Reine Glucose hat einen glykämischen Index von 100.

Ballaststoffe:
Ballaststoffe sind Substanzen, die in Getreide, Obst und Gemüse vorhanden sind und vom Körper nicht verdaut werden können.

Ballaststoffe benötigen reichlich Wasser, um sich vollzusaugen und andere Nahrungsmittel durch den Verdauungstrakt zu schieben. Ballaststoffe helfen, nutzlose Lebensmittelabfälle aus dem Körper zu beseitigen und verhindern Verstopfungen.

Vitamine:
Vitamine sind natürlich vorkommende Verbindungen, die vom Körper für lebenswichtige Prozesse benötigt werden. Der Körper kann Vitamine nicht eigenständig produzieren und muss sie deshalb über die Nahrung aufnehmen. Ein Mangel an Vitaminen kann zu unerwünschten und lebensbedrohlichen Erkrankungen führen.

Mineralien:
Mineralien sind im menschlichen Körper ein Bestandteil von Zähnen, Knochen, Muskeln, Nervenzellen und dem Blut. Sie steuern chemische Prozesse in Körperflüssigkeiten und Zellen und transportieren Sauerstoff und Abbauprodukte aus den Zellen. Sie helfen auch, Nährstoffe ins Blut und in die Leber zu bringen, unterstützen das Immunsystem für die Übertragung von Nervenimpulsen zwischen Gehirn, Nervenbahnen und Organen essenziell.

Der menschliche Körper kann Mineralien nicht eigenständig produzieren und muss diese über die Nahrung aufnehmen.

Enzym:
Fast alle Enzyme sind Proteine. Enzyme können chemische Reaktionen katalysieren, sind für den Stoffwechsel sehr wichtig und übernehmen wichtige Aufgaben während der Verdauung.

4 DIE GRÖßTEN MUSKELAUFBAU-MYTHEN UND FEHLER

9 von 10 Personen, die du im Fitnessstudio mit Gewichten siehst, trainieren nicht richtig. Sie haben so gut wie keine Erfolge und sind schnell mutlos. Die meisten von ihnen ergänzen ihre Fehler im Training auch noch mit einer falschen Ernährung. Sie essen zu viel, essen zu wenig oder bekommen nicht die richtige Menge an Nährstoffen, die sie benötigen. Deswegen würde ich mir in diesem Kapitel gerne etwas Zeit nehmen, um über die meist verbreiteten Mythen zu schlanken Muskeln zu sprechen. Das ist ein wichtiger Teil, um seinen Traumkörper zu formen. Wahrscheinlich bist du in der Vergangenheit in eine oder mehrere dieser Fallen getappt. Wenn nicht, dann liegt es vielleicht daran, dass du ganz frisch mit diesem Thema anfängst. Du hast dann die Möglichkeit, gleich von Tag eins an alles richtig zu machen.

Mythos und Fehler #1:
Leichte Gewichte straffen deine Muskulatur

Die Trainingsratschläge für Frauen drehen sich häufig um drei Ziele: Straffung, Formung und Definition. Straffung meint, dass der Muskel im lockeren Zustand enger ist. Bei der Formung geht es darum, die Form der Muskulatur zu verändern, z.b. einen runderen Po. Bei der Definition geht es darum, Muskulatur aufzubauen und gleichzeitig Fett loszuwerden. Dadurch wird der Muskel schnell sichtbar.

Um die Muskulatur zu straffen, wird vielen Frauen eine sehr hohe Zahl an Wiederholungen mit leichten Gewichten empfohlen. Dadurch sollen die Muskeln nicht größer, sondern nur straff werden.

Das ist ein Mythos. Wenn du nicht ausreichend Gewicht benutzt, um deine Muskeln zu reizen, werden sie auch nicht wachsen. Wenn sie nicht wachsen, werden sie auch nicht besser aussehen, als sie es jetzt tun. Auch wenn du viel Fett abgenommen hast.

Das ist der Grund, warum viele Frauen dünn sind, aber keine wirkliche Form haben.

Es ist also ganz einfach: Ohne gut trainierte Muskeln wird dein Körper niemals so aussehen, wie du es willst. Egal, wie wenig Fett du am Körper hast.

Mythos und Fehler #2:
Gewichtstraining macht dich breit

Kurz und Knapp: Muskeln können wirklich nur schwer aufgebaut werden, sogar bei Männern. Es passiert ganz bestimmt nicht häufig, dass ein Mann in ein Fitnessstudio geht und sich darüber Sorgen macht, dass seine Muskeln an diesem Tag zu groß werden.

Warum nicht? Weil jeder Mann, der natürlich trainiert, weiß, wie schwer es ist, jedes Gramm Muskulatur aufzubauen.

Wir müssen dafür intensiv trainieren und auf unsere Ernährung achten.
Es braucht Jahre, um von einer normalen Form auf eine Cover-Model-Form zu kommen.
Und bei Frauen ist es noch viel schwieriger. Viel, viel schwieriger. Sogar so schwer, dass ich jetzt behaupte, - außer du bist ein genetisches Ungeheuer -, du kannst keine große Muskulatur aufbauen, selbst wenn du es wirklich willst und versuchst.
Ein weiblicher Körper kann es einfach nicht. Es fehlen die entsprechenden Hormone und die genetische Programmierung.
Ich bin mir sicher, dass du dich freuen kannst, wenn du es schaffen solltest, in den ersten 6 Monaten 5 Kilo saubere Muskulatur aufzubauen. Und das am Körper verteilt.
Mach dir aber keinen Kopf. Diese Menge an Muskulatur aufzubauen, ist genau das, was du möchtest. Diese Muskulatur bedeutet für dich, einen strafferen Körper und ein stärkerer Stoffwechsel.

Mythos und Fehler #3:
Zeitverschwendung mit falschen Übungen

Falls du es noch nicht wusstest, vieles, was du im Fitnessstudio an Geräten und Maschinen findest, ist nicht optimal. Warum?
Weil Geräte den Körper einfach nicht, wie freie Gewichte stimulieren. Mit freien Gewichten meine ich Kurzhanteln, Hantelstangen, Klimmzugmaschinen, Seilzug an den Türmen, etc. Also alles, was 3-dimensional bewegt werden kann.
Die effektivsten Übungen für den Muskelaufbau sind Verbundübungen. Sie heißen Verbundübungen, weil sie gleichzeitig verschiedene Muskelgruppen trainieren. Ein Beispiel für Verbundübungen sind Kniebeugen, Kreuzheben, Bankdrücken und Liegestütze.
Das Gegenteil von Verbundübungen sind isolierte Übungen. Dabei wird je Übung immer nur eine einzige Muskelgruppe trainiert. Wie z.B. nur der Bizeps.

Auch Studien zeigen, dass Verbundübungen effektiver als isolierte Übungen sind.
Ein Beispiel ist eine Studie der Ball State University aus dem Jahr 2000. Und zwar haben zwei Gruppen 10 Wochen lang trainiert. Gruppe 1 hat in der Zeit 4 Verbundübungen für den Oberkörper durchgeführt. Gruppe 2 hat das Gleiche, plus isolierte Bizeps- und Trizeps-Übungen gemacht. Nach diesen 10 Wochen haben beide Gruppen an Muskeln und Kraft zugenommen. Aber welche Gruppe hat wohl am meisten Erfolge erzielt? Das Ergebnis ist: Keine der beiden Gruppen. Beide Gruppen hatten dieselben Erfolge erzielt. Das heißt, dass die zusätzlichen isolierten Übungen eigentlich so gut wie keinen Effekt auf die Muskulatur und die Kraft hatten.
Wir können aus der Studie lernen, dass durch eine Überlastung des Körpers alle Muskeln anfangen zu wachsen.

Charles Pliquin, Trainer von Weltklasse Athleten wie Olympioniken und professionellen Sportlern vertrat die Meinung, dass man 4,5 kg Muskulatur aufbauen muss, um 2,5 cm mehr Armumfang zu erreichen. Auch er ist davon überzeugt, dass die systematische Überlastung effektiver ist, als isoliertes Training.
Ich glaube nicht, dass isolierte Bizeps- und Trizeps-Übungen schlecht sind. Ich selbst mache auch beides. Es ist aber wichtig, dass ein Großteil des Trainings aus Verbundübungen besteht, sonst ist nur einen Bruchteil des Erfolges erreichbar, der eigentlich möglich wäre.

Mythos und Fehler #4:
Übermotivation mit Schwung

Es gibt sie immer wieder. Übermotivierte, Sportbegeisterte, die mit ganz viel Ego die Gewichte durch das Fitnessstudio schwingen. Ohne Rücksicht auf ihre Gelenke, Sehnen und Bänder zu nehmen, schaden sie ihrem Körper.

Es ist leider so, dass die meisten ihre Übungen aus Magazinen, dem Internet oder von Freunden haben und nur selten auf die richtige Ausführung achten.

Dieses Unwissen kostet sie aber ihre Gesundheit und ihren Erfolg.

Einige von ihnen wissen es einfach nicht besser. Die anderen sind mehr daran interessiert cool auszusehen, als wirkliche Fortschritte zu machen. Das ist Okay.

In diesem Buch werde ich dir genau zeigen, was du bei jeder Übung zu beachten hast und wie du sie am besten ausführst, um deinen Erfolg zu maximieren und deine Gesundheit zu verbessern.

Mythos und Fehler #5:
Zu wenig Intensität

Deinen Traumkörper zu erreichen, erfordert so einige Schmerzen am Po. Es erfordert Zeit, Einsatz, Disziplin und Hingabe.

Die meisten sind zu gemütlich und trainieren, ohne sich selbst an ihre Grenzen zu bringen. Sie bringen einen zu geringen Einsatz und erzielen dadurch so gut wie keine Ergebnisse. Nach Monaten ohne wirklich sichtbare Ergebnisse, geben sie schließlich auf.

Sie lassen sich dann von einem ihrer Urinstinkte treiben. Wir Menschen neigen intuitiv dazu, Schmerzen und Unannehmlichkeiten zu vermeiden und streben nach Vergnügen. Alles im Leben muss einfach sein. Doch wenn wir uns dem hingeben und mit diesem Instinkt unser Training absolvieren, sind wir zum Scheitern verurteilt.

Das Leben beginnt am Rande der Komfortzone.

Das richtige Training ist etwas Kontra-intuitives. Es ist intensiv und ungemütlich. Manchmal wollen wir einfach nicht diese letzte Übung machen. Manchmal fürchten wir uns vor dem nächsten Satz Kniebeuge. Manchmal kann der Muskelkater lästig sein.

Diese Dinge sind aber Teil dieses Spiels. Wenn du es schaffst, durchzuhalten und diese Herausforderungen meisterst, wird dein Körper das erreichen, was du dir als Ziel gesetzt hast.

Wir haben gerade gelernt, was man im Bereich Training alles falsch machen kann. Dazu gehören zu langes Training, zu viele Sätze, die falschen Übungen und die falsche Ausführung. Dazu gehören auch ein zu lasches Training und die falsche Ernährung.

Diese Mythen und Fehler sind für Frustration, Entmutigung, Verwirrung und mangelnde Ergebnisse verantwortlich.

Es ist schon erstaunlich, wie viele Menschen ich in den letzten Jahren kennengelernt habe, die aufgegeben haben, weil sie einige dieser Fehler gemacht haben. Sie haben irrtümlicherweise angenommen, dass sie gar nicht in der Lage sind, ihren Traumkörper zu erreichen.

Wenn das alles Dinge sind, die falsch sind, wie mache ich es dann richtig? Finde es im nächsten Kapitel heraus.

Die tatsächliche Wissenschaft des Muskelwachstums

Die Gesetze des Muskelwachstums sind genauso bestimmt, beobachtbar und unwiderlegbar wie die Naturgesetze der Physik.

Wenn du einen Ball hochwirfst, kommt er auch wieder herunter. Wenn du das Richtige im und außerhalb des Fitnessstudios tust, werden deine Muskeln auch schön, straff und kräftig.

Es ist wirklich so einfach. Und diese Gesetze gelten, egal wie sehr du glaubst, dass deine genetische Veranlagung gegen dich und deinen Traumkörper ist.

Diese Prinzipien sind bereits seit Jahrzehnten bekannt und werden schon seit Jahrzehnten angewandt, um einen schönen und straffen Körper zu formen.

Einige der Gesetze, die ich dir vorstellen möchte, sind

vielleicht im Widerspruch zu dem, was du irgendwann mal gehört hast. Glücklicherweise sind diese Gesetzmäßigkeiten sehr praktisch. Folge diesen Gesetzen und du wirst sofort Resultate sehen. Du brauchst für diese Gesetze also keinen Glauben, sobald du sie erlebst und spürst, weißt du nämlich, dass sie wahr sind.

Muskelaufbau #1:
Muskeln wachsen nur, wenn sie dazu gezwungen werden

Dieses Gesetz sieht auf den ersten Blick vielleicht sehr logisch aus, aber glaub mir, die meisten haben es noch nicht wirklich verstanden.

Durch das Gewichtheben entstehen in den Muskelfasern der Muskulatur kleine Risse. Auch bekannt als Mikrorisse. Diese kleinen Risse werden vom Körper repariert. Das Besondere ist jetzt, dass der Muskel für die Anspannung angepasst wird, um das nächste Mal darauf vorbereitet zu sein.

Das ist der eigentliche Prozess, durch den die Muskeln wachsen. Anspannung, kleine Risse, Reparatur, Anpassung für die Zukunft, um für die nächste Anspannung bereit zu sein. Wissenschaftlich auch als Hypertrophie bezeichnet.

Wenn dein Training zu wenig Mikrorisse in den Fasern verursacht, dann werden sie auch nur gering wachsen, weil der Körper glaubt, für die Anstrengung gewappnet zu sein, die das nächste Mal kommen könnte.

Wenn dein Training zu viele Mikrorisse verursacht, schafft dein Körper es nicht, sie alle zu reparieren, wodurch dein Muskelwachstum gebremst wird.

Wenn dein Training die optimale Menge an Mikrorissen verursacht, der Körper aber nicht mit ausreichend Nährstoffen und Ruhe versorgt ist, werden deine Muskeln auch nur gering wachsen.

Für das optimale Muskelwachstum musst du also so trainieren, dass die optimale Menge an Mikrorissen entsteht. Und dann dafür sorgen, dass du die Nährstoffe aufnimmst, die dein Körper benötigt, um Muskulatur aufzubauen. Dann solltest du noch darauf achten, dass du ausreichend Ruhe zur Regeneration hast.

Muskelaufbau #2:
Muskeln wachsen durch Überlastung und nicht durch Müdigkeit oder Pump

Wie oft hast du schon jemanden gesehen, der im Fitnessstudio seinen Freund motiviert hat, noch 3 Sätze zu machen? „Lass es brennen, komm schon, nur noch 3."

Sie glauben, wenn sie so viele Wiederholungen machen, wie es nur irgendwie möglich ist, sie den größten Erfolg und das größte Muskelwachstum haben werden.

No, pain, no gain. Richtig? Falsch!

Das ist wahrscheinlich eines der größten Irrtümer, die es gibt. Viele glauben, dass ein starkes Brennen in den Muskeln ein Zeichen für ein intensives, Muskel stimulierendes Training ist. Es ist aber definitiv kein Indikator für ein optimales Training.

Das Brennen, das du spürst, ist die Infusion von Milchsäure, die entsteht, wenn die Energiespeicher des Muskels aufgebraucht sind.

Die Milchsäure verursacht etwas, was auch als anabole Kaskade bezeichnet wird. Es ist ein Cocktail aus verschiedenen Wachstum induzierenden Hormonen. Das heißt aber nicht, dass du mit zunehmendem Milchsäure-Level auch mehr Muskulatur aufbaust.

Zu viel davon beeinträchtigt die Muskelproduktion und beschädigt das Gewebe.

Diejenigen, die mehrere Stunden im Fitnessstudio verbringen und einen Satz nach dem anderen machen, schaden sich selbst mehr, als sie glauben.

Auch der bekannte Muskelpump ist kein Anzeichen für Muskelwachstum. Der Pump, den du nach und während des Trainings spürst, entsteht durch das Blut, das in die Muskulatur gepumpt wird. Auch wenn es ein guter psychologischer Booster ist und Studien belegen, dass es bei der Proteinsynthese helfen kann, ist es kein Haupttreiber des Muskelwachstums.

Was bringt dann unsere Muskeln zum Wachsen? Überlastung. Muskeln brauchen physiologisch einen Grund zum Wachsen. So ist es von der Natur eingerichtet. Und die Überlastung ist der beste Grund dafür.

Das macht nicht nur logisch Sinn, sondern ist auch wissenschaftlich belegt. In einer Meta-Analyse aus 140 ähnlichen Studien hat die Arizona State University herausgefunden, dass der zunehmende Widerstand die Stärke und das Muskelwachstum optimiert.

Forscher haben auch herausgefunden, dass ein Training im Bereich von 4-6 Wiederholungen für die am effektivsten ist, die regelmäßig trainieren.

Das heißt, um Muskeln aufzubauen und zu straffen, brauchst du ein kurzes Training mit schweren Gewichten und intensive Sätze mit relativ wenig Wiederholungen. Diese Art von Training fördert die optimalen Mikrorisse und zwingt den Körper sich an das schwere Gewicht anzupassen.

Wenn der Gedanke daran, schwere Gewichte zu heben, dir Angst macht, kann ich das verstehen. Die meisten Frauen sind nämlich daran gewöhnt, - wenn überhaupt - die kleinsten Hanteln zu nutzen. Doch genau darin liegen ein großes Problem und eine großes Missverständnis.

Durch das Training mit sehr leichten Gewichten kannst du einfach nicht genug „Schaden" an deiner Muskulatur anrichten, damit sie anfängt zu wachsen. Das heißt, dass deine Muskulatur sich auch nicht verändern wird. Dementsprechend wirst du auch keine Verbesserung sehen, keine Straffung und keine Formung.

Das Training mit leichten Gewichten und vielen Wiederholungen überschüttet die Muskulatur einfach nur mit Milchsäure. Dazu werden meist isolierte Übungen gemacht, welche die Effektivität noch weiter beschränken.

Muskelaufbau #3:
Muskeln wachsen außerhalb des Fitnessstudios

Ich weiß nicht, wie es dir geht, aber ich mag keine langen Trainingseinheiten. Wer möchte schon jeden Tag zwei Stunden im Fitnessstudio verbringen? Es ist sogar so, dass ein tägliches zu langes Training zu einem Übertraining führt, was deinen Muskelaufbau und Fettabbau verhindern. Durch zu langes Training wirst du dich schlapp und energielos fühlen. Noch schlimmer, es sorgt dafür, dass du Fett aufbaust und Muskeln verlierst.

Die Schlanker-Gesünder-Schöner-Workouts sind deshalb so konstruiert, dass du den maximalen Erfolg aus deinem Training holst. Also auch die optimale Muskelstimulation, die dein Körper effizient reparieren kann.

Während des Trainings schüttet dein Körper Hormone, wie Testosteron und andere Wachstumshormone aus. Diese Hormone benötigst du für deinen Muskelaufbau und Fettabbau.

Wenn dein Körper stark beansprucht wird, wird ein weiteres Hormon ausgeschüttet, das als Cortisol bezeichnet wird.

Es steigert deinen Blutzuckerspiegel und reduziert Entzündungen in deinem Körper. Es stört aber auch gleichzeitig die Fähigkeit deines Körpers, das Eiweiß in deinem Körper richtig zu verwerten, und stoppt dein Muskelwachstum.

Kleine Anstiege von Cortisol sind nicht schlecht und können sogar das Muskelwachstum fördern. Wenn der Cortisolstand aber zu lange hoch ist, wird er dir schaden.

Du kannst deinen Cortisolstand am besten kontrollieren, wenn du dein Training kurz hältst.

Anders gesagt, wenn dein Training korrekt aufgebaut ist und du am Tag nicht länger als 45 Minuten trainierst, kannst du die besten Ergebnisse erzielen.

SCHLANKER GESÜNDER SCHÖNER

Viele Trainingsprogramme fordern auf und motivieren, viel zu viel zu trainieren. Sie haben noch das Verständnis, dass Muskeln nur durch viel Training entstehen.

Wenn du in diese Falle getappt bist, musst du verstehen, dass, wenn du weniger von den richtigen Dingen tust, du bessere Ergebnisse erzielen wirst.

Ja genau, das habe ich gesagt: Tu weniger, um mehr zu bekommen.

Wie soll das funktionieren? Eigentlich ganz einfach. Deine Muskeln wachsen in der Regeneration, also in der Ruhephase. Das ist die Zeit zwischen deinen Workouts.

Wenn du deine Muskeln überlastest, arbeitet dein Körper daran, deine Muskulatur an diese Überlastung anzupassen. Und um das zu tun, benötigen sie ausreichend Ruhe und Nährstoffe.

Wenn du zwischen den Workouts einer Muskelgruppe zu kurze Pausen hast, kannst du sogar Muskulatur und Stärke verlieren.

Wenn du aber ausreichend Ruhe zwischen den Workouts einplanst und dich richtig ernährst, wirst du maximale Erfolge erleben.

Auch die Dauer und Qualität deines Schlafs spielt eine erhebliche Rolle. Dein Körper schüttet zwar den ganzen Tag über Wachstumshormone aus. Doch findet der größte Teil davon während des Schlafs statt.

Die optimale Zeit für schönen und erholsamen Schlaf ist zwischen 22 Uhr und 1 Uhr nachts. Wenn du in dieser Zeit schläfst, kannst du am besten regenerieren, was auch Auswirkungen auf unsere Schönheit hat.

Muskelaufbau #4:
Muskeln wachsen nur, wenn sie mit ausreichend Nährstoffen versorgt werden

Wie wichtig sind Nährstoffe? Nährstoffe sind so gut wie das Wichtigste. Deine Ernährung bestimmt zu 70-80 Prozent dein Aussehen.

Auch, wenn du die perfekten Workouts machst und deinem Muskel die optimale Regenerationszeit ermöglichst, wirst du nicht schlanker, gesünder und schöner werden, wenn du dich nicht richtig ernährst.

Und das ist etwas, das wirklich so viele falsch machen. Sie geben ihrem Körper nicht das, was er benötigt, um ihre Muskulatur zu formen.

Klar wissen wir alle, dass wir dafür Proteine brauchen, aber wie viel davon brauchen wir eigentlich? Und wie oft am Tag? Und welche Art von Proteinen brauchen wir?

Was ist mit Kohlenhydraten? Welche Art von Kohlenhydraten sind die besten für mich und meinen Körper? Wie viel davon? Wann sollte ich sie essen, um den größten Erfolg für meinen Körper zu erzielen?

Und was ist mit Fetten? Sind sie wichtig? Wie viele brauche ich davon und woher bekomme ich sie am besten?

Und dann kommt noch die Frage, wie viel Kalorien sollte ich eigentlich essen?

Durch die nächsten Kapitel in diesem Buch solltest du ernährungstechnisch optimal ausgestattet sein und keinen Fehler mehr machen müssen.

Wenn du Muskeln aufbauen möchtest, um deinen Körper so zu formen, wie du ihn haben willst, musst du dich nur an diese vier Grundsätze halten. Trainiere anstrengend, hebe schwere Gewichte, achte auf ausreichend Regenerationszeit und versorge deinen Körper mit den richtigen Nährstoffen.

So baust du dir einen starken, gesunden und schlanken Körper.

SCHLANKER GESÜNDER SCHÖNER

Wie du siehst, ist es viel einfacher, als du vielleicht gedacht hast.

Die Trainingseinheiten, die du als Teil von Schlanker-Gesünder-Schöner machen wirst, basieren auf diesen vier Grundregeln.

Wenn du alle Zweifel beiseite packst und diesen Prinzipien eine wirkliche Chance gibst, wirst du begeistert sein, wie schnell sich dein Körper verändern wird.

5 DIE GRÖßTEN FETTABBAU-MYTHEN UND FEHLER

Mit Übergewichtraten in Deutschland von über 53% scheint es so, als ob das Erreichen eines schlanken und schönen Körpers für Menschen mit Job und Kindern unmöglich ist. Es scheint so, dass wenn du eine bestimmte Art von Körper haben möchtest, du einen Kenntnisstand, Disziplin und Aufopferung brauchst, die über das hinausgeht, wofür die meisten Menschen in der Lage sind.

Klar erfordert es Disziplin und einige „Opfer". Du kannst nämlich nicht fünf Pizzen in der Woche essen und einen flachen, straffen Bauch haben. Das Schöne aber ist, wenn du dich richtig ernährst und trainierst, wirst du deine Veränderung genießen. Du wirst dich jeden Tag auf das Training freuen. Es wird dir leicht fallen, deine Ernährung so umzustellen, dass du Gewicht verlierst. Du wirst keinen großen Hunger auf Junkfood und Süßigkeiten haben.

Einfach gesagt: Du wirst besser aussehen und dich besser fühlen als jemals zuvor. Und genau das wird dich jeden Monat dazu motivieren, weiter an dir und deiner Gesundheit zu arbeiten.

Aber warum erreichen die meisten Menschen nie diesen idealen Punkt. Dazu gibt es zwei einfache Antworten:

1. Sie haben ein zu schwaches Verlangen danach, es zu erreichen.
2. Sie haben nicht das erforderliche Know-how, um es zu erreichen. Dadurch erreichen sie nur schlechte Ergebnisse, wodurch ihre Disziplin bis zu einem Punkt sinkt, an dem es sich offenbar nicht mehr lohnt, weiter zu machen.

In diesem Kapitel möchte ich dir die häufigsten Mythen und Fehler zum Thema Fett verbrennen vorstellen.

Mythos und Fehler #1:
Jagd auf Modeerscheinungen

Die Atkins-Diät. Die South Beach-Diät. Die HCG-Diät. Die Hollywood-Diät. The Body Type Diät. Es scheint so, als würde jeden oder jeden zweiten Monat eine neue Diät erscheinen. Sie kommen mittlerweile so schnell, dass man sie nicht einmal mehr alle kennt.

Auch wenn nicht alle „neuen" Diäten und Ernährungsformen schlecht sind, verwirren sie viel zu häufig. Es wird immer schwieriger zu erkennen, was eigentlich für den Körper richtig und für unsere Gesundheit förderlich ist.

Viele springen erfolglos von Diät zu Diät in der Hoffnung, etwas zu finden, das ihnen hilft, den Körper und die Gesundheit zu erreichen, die sie sich wünschen.

Viele kaufen auch ziemlich merkwürdige Produkte, einfach weil sie nicht mehr wissen, was gut und richtig für sie ist. Sie glauben, was in den Diäten versprochen wird, weil sie die einfache Physiologie des Stoffwechsels und des Fettabbaus nicht verstehen. Die Grundgesetze, die immer gelten und uns helfen, das Richtige zu tun, sind der Schlüssel zum Erfolg. Keine Fantasienamen oder komischen Präparate werden uns helfen, diese Gesetze zu umgehen.

In diesem Buch wirst du lernen, wie einfach Schlank-werden eigentlich ist und wie du es für den Rest deines Lebens bleibst.

Sobald du verstanden hast, was Fett ist und warum dein Körper Fett speichert, wirst du sehen und verstehen, wie einfach es ist, Fett abzubauen.

Mythos und Fehler #2:
Schlanke Muskeln durch leichtes Gewicht und viele Wiederholungen

Du wirst die folgende Aussage bestimmt schon oft gehört haben: Wenn du schlank und straff aussehen möchtest, nimm dir ein leichtes Gewicht und mache eine Menge Wiederholungen.

Es gibt zwar eine nie endende Auseinandersetzung darüber, welche Wiederholungsbereiche für das Muskelwachstum am besten sind.

Forschungen zeigen aber ganz klar, dass Workouts mit mehr als fünfzehn Wiederholungen und unzureichender Überlast nur wenig bis keine Verbesserung der Muskelkraft oder Größe bewirken. Es wird nur die Ausdauer der Muskulatur verbessert. Also die Fähigkeit, sich immer und immer wieder anzuspannen.

Schlank zu sein ist nur eine Frage des Körperfettanteils. Sonst nichts. Muskelaufbau ist eine Frage der Überlastung der Muskulatur und anschließender Reparatur. Kombiniere jetzt beides und voilà, schon siehst du „straff" und gesund aus.

Egal wie viele Wiederholungen du auch machst, leichte Gewichte überlasten nicht die Muskulatur.

Schwere Gewichte dagegen bringen deine Muskeln zu einer Überlastung und erzwingen dadurch eine Anpassung.

Optimale Überlast und die richtige Ernährung und Erholung führen also zu schnellem, spürbarem Muskelwachstum.

SCHLANKER GESÜNDER SCHÖNER

Ich weiß, dass du wahrscheinlich gar nicht so viel Muskulatur aufbauen möchtest. Aber glaube mir, schwere Gewichte sind der schnellste Weg zu deinem Ziel. Sobald du dein Ziel erreicht hast, kannst du dein Muskelniveau ganz einfach halten.

Wie schwer sollte das Gewicht nun sein? Wie viele Übungen, Sätze und Wiederholungen sollte ich machen? Die Antworten darauf wirst du bald erfahren.

Mythos und Fehler #3:
Du musst dort die Muskulatur trainieren, wo du auch Fett abbauen möchtest

Es gibt sehr viele, die Sit-ups machen, um einen Sixpack zu bekommen. Das wird so nicht funktionieren. Du kannst das Fett an bestimmten Körperstellen nicht reduzieren, indem du für diese Bereiche spezielle Übungen machst.

Du kannst Fett nur durch richtige Ernährung effektiv abbauen und reduzieren. Dein Körper bestimmt dann, an welchen Stellen es in welcher Reihenfolge reduziert wird.

Mit anderen Worten heißt das, dass du an einigen Stellen sehr schnell Erfolge sehen wirst. An anderen Stellen brauchst du wiederum Geduld. Die Reihenfolge, an welchen Stellen du Fett abbaust, ist von deinem Körper bestimmt. Unsere Körper sind genetisch alle anders programmiert.

Alle haben ihre Fettpolster an anderen Stellen. Einige speichern ihre Kilos an den Hüften, während andere ihr Fett mehr in der Brust, am Bauch, den Schultern und Armen anlegen.

Die gute Nachricht ist, du kannst am ganzen Körper so viel Fett abbauen und straff werden, wie du willst und brauchst, um deine ideale Form zu erreichen. Du brauchst dazu nur etwas Geduld. Lass deinen Körper das tun, wozu er programmiert ist.

Genau wie beim Muskelaufbau führt ein falscher Ansatz dazu, dass das Ziel nicht erreicht wird. Aber auch wie der Aufbau von Muskeln sind die Gesetze des Fettabbaus einfach und sehr effektiv.

Die tatsächliche Wissenschaft, um gesund Fett loszuwerden

Vorher möchte ich dir aber noch zeigen, wie dein Körper, Fett im Gegensatz zur Muskulatur sieht. Dein Körper sieht Fett als ein Vermögen/wertvoll und Muskulatur als eine Verpflichtung/Last.

Warum ist das so?
Dein Körper sieht Fett auch als einen Energiespeicher. Wenn dein Körper Fett angelagert hat, ist er auch in der Lage, schwere Zeiten, in denen die Nahrung knapp ist, zu überstehen.
Das ist so weit auch gut so. Nicht immer gab es ausreichend Nahrung, wie wir es heute in Europa gewöhnt sind. Manchmal reisten und wanderten unsere Vorfahren tagelang ohne Nahrung. Der Körper nutzte dann in dieser Zeit die Fettreserven als Energielieferant. Also Fett für schwierige Zeiten.

Genau diese genetische Programmierung ist immer noch in unserem Körper und bereit, genutzt zu werden. Wenn du jetzt hungerst, wird dein Körper dein Fett als Energiequelle nutzen, um am Leben zu bleiben. Gleichzeitig wird aber auch dein Stoffwechsel gesenkt, um weniger Energie zu verbrauchen. Du kommst dann in eine Art Energiesparmodus.

Sobald du dann wieder etwas mehr isst, speichert dein Körper alles Mögliche, um für die nächste Hungerphase gewappnet zu sein. Das ist der Grund für den bekannten Jo-Jo-Effekt vieler berühmter Diäten.

Auf der anderen Seite wird die Muskulatur als Verbindlichkeit angesehen, weil sie Energie benötigt, um aufrechterhalten zu bleiben.

Obwohl es viele Diskussionen über die genauen Angaben der Kalorien gibt, verbrennt dein Körper mit einem Kilogramm Muskeln mehr Energie, als mit einem Kilogramm Fett. Das ist der Grund, warum dein Körper nicht mehr Muskulatur haben möchte, als er schon hat, weil er auch weiß, dass diese Muskulatur bestimmte Nährstoffe und Energie benötigt, um erhalten zu bleiben. Energie, die der Körper vielleicht nicht bekommt. Was bedeutet das nun für den Fettabbau? Kurz auf den Punkt gebracht, bedeutet das: Gib deinem Körper keinen Anlass überschüssiges Körperfett anzubauen, das er dann als potenzielle Energiequelle nutzen kann, wenn du hungerst.

Das Gleiche gilt für den Muskelaufbau: Wenn du deinen Körper nicht mit den Gegebenheiten versorgst, die dein Körper braucht, um wachsen zu können, ist er auch nicht in der Lage einfach Muskeln wachsen zu lassen.

Fettabbau #1:
Kalorien sind nicht gleich Kalorien

Wie auch der Muskelaufbau ist der Fettabbau auch eine einfache Wissenschaft der Zahlen.

Er basiert auf dieser einfachen mathematischen Formel: Energieaufnahme versus Energieverbrauch. Also das Verhältnis von Aufnahme und Verbrauch: wie viel nimmst du im Gegensatz zum Verbrauch auf.

Wenn du mehr Kalorien zu dir nimmst, als du verbrauchst, wird die überschüssige Energie in Form von Fett zwischengespeichert. Außer, dein Stoffwechsel ist sehr hoch.

Wenn du deinem Körper weniger Kalorien gibst, als er während des ganzen Tages verbrennt, muss er dieses Defizit kompensieren, indem er seine eigenen Energiereserven (Fett) verbrennt. Dies führt zu deinem ultimativen Ziel, dem Fettabbau. Es ist nicht einmal wichtig, was du isst, wenn deine Kalorienanzahl niedriger ist, wirst du erst mal Fett verlieren.

Professor Mark Haub, von der Kansas State University führte im Jahre 2010 an sich selbst eine Abnehmstudie durch. Er startete die Studie mit 96 kg und 33,4 Prozent Körperfett, also Übergewicht. Er berechnete, dass er etwa 1.800 Kalorien pro Tag essen müsste, um ohne zu hungern abzunehmen.

Er folgte diesem Plan für 2 Monate und verlor 12 kg. Aber der Clou hieran war: Während er einen Protein-Shake und ein paar Portionen Gemüse pro Tag aß, kamen zwei Drittel seiner Kalorien aus verschiedenen Kuchensorten, Tortilla-Chips, zuckerhaltigem Getreide und Oreos - er selbst hat diesen Versuch als „eine Kiosk-Diät" bezeichnet.

Haub empfiehlt diese Art von Diät natürlich nicht weiter. Sie ist definitiv nicht gesund und würde zu diversen anderen Problemen führen. Aber er führte sie durch, um damit etwas zu beweisen. Wenn es um den Fettabbau geht, sind Kalorien nicht zu unterschätzen.

Zu beachten ist, dass ein Großteil seiner Kalorien „schlechte" Kalorien waren. Nur für die gilt diese Formel. Diese Formel greift nicht richtig, wenn wir über „gute" Kalorien sprechen.

Gesunder Fettabbau ist natürlich nicht so einfach wie eine drastische Kalorien-Kürzung.

Wenn du zu wenig isst, wird dein Körper in einen „Hunger-Modus" gehen und dadurch nicht nur Fett, sondern auch Muskelmasse verlieren.

Das Schlimmste daran ist aber, dass auch deine Stoffwechselrate sinkt. Das bedeutet, sobald du dann wieder anfängst normal zu essen, wird das ganze Fett wieder angelagert.

Manchmal sogar noch mehr als vorher da war, um für die nächste Unterversorgung gewappnet zu sein. Genau das ist das, was viele als Jo-Jo-Effekt kennen. Sie hungern, nehmen ab, essen wieder wie gewohnt und nehmen zu.

SCHLANKER GESÜNDER SCHÖNER

Also ja, du solltest auf deine schlechten Kalorien achten. Ja, du wirst in den ersten 3 Wochen mehr Appetit haben, weil sich dein Körper umstellt und von bestimmten Stoffen entgiftet. Und ja, du brauchst etwas Disziplin, um gerade in den ersten 3 Wochen auf bestimmte Lebensmittel zu verzichten.

Aber, wenn du das Richtige isst, wird die Umstellung sogar leicht fallen. Du wirst dich jeden Tag über deine Erfolge freuen. Du wirst schlank und erreichst die Form deines Lebens.

Kalorien werden häufig als Staatsfeind Nr.1 behandelt. Ja, es stimmt, ob du zu- oder abnimmst, hängt auch von der Anzahl der Kalorien ab, die du aufnimmst bzw. verbrennst.

Aber genauso wie die Menge der Kalorien, zählt auch die Herkunft der Kalorien. Viele Frauen glauben nicht, dass sie satt und schlank sein können.

Mit dem richtigen Timing und einer gut überlegten Auswahl können uns Kalorien mehr Freund als Feind sein und dem Körper all die Energie bereitstellen, die er nicht nur zum Überleben benötigt, sondern die auch satt, fit und leistungsfähiger macht.

Natürlich ist eine Kalorie Energie für unseren Körper, die auch dazu führen kann, dass wir dadurch zunehmen. Eine Kalorie ist aber nicht gleich eine Kalorie. Die Kalorien eines Snickers sind nicht die gleichen eines Apfels. Beide enthalten zwar Energie in Form von Kalorien. Beide werden im Körper jedoch auf unterschiedliche Weise verarbeitet.

Das Energiepotenzial von Lebensmitteln wird in Kalorien gemessen. Das Essen von zu vielen Kalorien signalisiert dem Körper, dass genug Energie vorhanden ist.

Wenn dein Körper zu wenig Energie in Form von Kalorien hat, werden Notreserven angelegt.

Wenn du also hungerst, steigt dein Potenzial zuzunehmen. Wenn in deinem Körper genug Energie vorhanden ist, gibt es im Körper auch mehr potenzielle Energie, die verbraucht werden kann, wodurch auch der Anreiz, Fett zu verbrennen, steigt.

Also kurz und knapp:
Letztendlich sind alle Kalorien in Bezug auf die Energie, die sie enthalten, gleich. Aber sie unterscheiden sich in hohem Maße in Bezug auf die Arbeit, die sie im Körper verrichten. Das richtige Verhältnis von Kohlenhydraten, Fetten und Proteinen stellt sicher, dass der Organismus optimal funktionieren kann. Das genaue Timing von Mahlzeiten und Snacks kann dir dabei helfen, den größten Nutzen aus jeder Kalorie zu ziehen und das Verlangen des Körpers, Fett anzusetzen zu reduzieren.

Fettabbau #2:
Plane dein Essen so, wie es für dich am besten funktioniert

Du hast die folgende Aussage bestimmt schon oft gehört: Um abzunehmen, musst du mehrere kleine Mahlzeiten über den Tag verteilt essen.

Die Begründung dafür ist dann oft: Wenn du viele kleine Mahlzeiten isst, wird dein Stoffwechsel erhöht und dadurch nimmst du ab.

Auf den ersten Blick scheint diese Aussage Sinn zu machen. Die Vermutung liegt nahe, dass wenn du alle paar Stunden etwas isst, dein Körper dauerhaft arbeiten muss, um die Nährstoffe zu spalten, und dadurch der Stoffwechsel beschleunigt wird.

Diese Aussage und Begründung stimmt so aber nicht wirklich.

Es gibt viele verschiedene Studien, die sich mit Essgewohnheiten und deren Effekt auf den Stoffwechsel beschäftigen. Die Anzahl der täglichen Mahlzeiten variiert dabei von 1-17 Mahlzeiten pro Tag. Das Beeindruckende ist, dass sich deren Ergebnisse auf den 24-Stunden-Energieverbrauch nicht unterscheiden.

Das heißt, die Anzahl deiner Mahlzeiten hat keinen großen

Effekt auf deine Stoffwechselrate.

Kleine Mahlzeiten verursachen kleine, kurze Stoffwechselsteigerungen. Große Mahlzeiten verursachen einen größeren und längeren Anstieg. Am Ende des Tages hast du bei beiden Varianten etwa die gleiche Anzahl an Kalorien verbrannt.

Eine Studie der Ontario University zeigt genau das. Die Teilnehmer der Studie wurden in zwei Gruppen aufgeteilt: Die eine Gruppe aß 3 Mahlzeiten pro Tag und die andere Gruppe 3 Mahlzeiten plus 3 kleinere Mahlzeiten pro Tag, wobei bei beiden Gruppen die Gesamtkalorienanzahl in etwa gleich war.

Nach 8 Wochen fanden die Forscher keinen signifikanten Unterschied im durchschnittlichen Gewichtsverlust, Fettabbau und Muskelverlust.

Was du isst und wie viel du isst, ist für den Fettabbau unterm Strich bedeutender, als wie häufig du isst.

Was also bei der Planung deiner Mahlzeiten am wichtigsten ist, ist, dass es zu deinem Lebensstil passt. Nur wenn du für dich herausfindest, was für dich am besten funktioniert, wirst du Spaß dabei haben und deine Ernährung langfristig umstellen. Und am Ende ist es das, was zählt.

Warum aber empfehle ich dir jetzt, deinen Nährstoff- und Kalorienbedarf in 4-6 Mahlzeiten aufzuteilen?

Ich sehe immer wieder, dass es vielen schwerfällt, ihren Hunger zu kontrollieren, wenn sie nur 2-3 Mahlzeiten pro Tag essen. Dadurch essen sie letztendlich mehr als nötig. Diejenigen, die sich für 4-6 Mahlzeiten pro Tag entscheiden, haben nie wirklich das Gefühl zu hungern.

Wenn möglich, esse ich persönlich auch lieber häufigere und kleinere Mahlzeiten. Dadurch kann ich konstant meinen Nährstoffbedarf decken und falle in kein Leistungstief, weil mein Körper nicht so lange mit der Verdauung beschäftigt ist. Das ist mir persönlich sehr wichtig.

Wenn du jetzt doch lieber weniger, aber größere Mahlzeiten zu dir nehmen möchtest, ist das völlig in Ordnung.

Wichtiger als, wie häufig du isst, ist deine Nährstoffaufnahme vor und nach dem Training. Dazu gehen wir etwas später genauer ein.

Fettabbau #3:
Nutze Cardio nur zur Unterstützung

Es gibt viele, die auf den Cardio-Geräten im Fitnessstudio erfolglos viele Stunden verbringen. Auffällig ist, dass sie auch nach vielen Wochen immer noch gleich aussehen und sich nichts verändert hat.

Sie glauben fälschlicherweise, dass sie durch extremes Abstrampeln an den Crosstrainern, Laufbändern oder Fahrrädern irgendwie abnehmen könnten. Als ob es im Körper einen magischen Schalter gibt, der durch das Abstrampeln aktiviert wird und sie dadurch Fett abbauen.

So funktioniert das nicht.

Du weißt bereits, dass du Fett abbaust, wenn du mehr Energie verbrauchst, als du durch die Nahrung aufnimmst. Das Cardio kann diesen Fettabbau auf zwei Arten unterstützen:

1. Durch das Verbrennen von Kalorien
2. Durch die Beschleunigung der Stoffwechselrate

Um einmal die Stoffwechselrate zu klären, sei hier Folgendes erklärt: Dein Körper verbrennt unabhängig von jeder körperlichen Aktivität eine bestimmte Anzahl an Kalorien. Genau das wird auch als basale Stoffwechselrate bezeichnet.

Wenn dein Stoffwechsel nun steigt oder sinkt, bedeutet es nichts anderes, als dass diese basale Stoffwechselrate höher oder tiefer ist. Also, ob du mehr oder weniger Kalorien in der Ruhephase verbrennst.

Jetzt aber der Punkt mit dem Cardio: Wenn du dich nicht richtig ernährst, wird dich das nächtelange Laufen oder Radfahren nicht wirklich retten.

Das Cardio ist für das Herz-Kreislaufsystem besonders gut.

SCHLANKER GESÜNDER SCHÖNER

Durch die Bewegung verbrauchst du aber nur relativ wenig Kalorien. Wenn du jeden Tag für 30 Minuten joggen gehst, verbrennst du dadurch vielleicht 300 Kalorien. Das ist vergleichsweise sehr wenig. Außerdem sind Kalorien nicht das, worauf wir uns konzentrieren sollten. Es kommt nämlich darauf an, welche Kalorien wir essen.

Du könntest also jahrelang joggen gehen, aber nie schlank werden. Tatsächlich wirst du wahrscheinlich langsam an Gewicht zulegen.

Ob du jetzt aber tatsächlich Fett verlierst oder nicht, wird von dem bestimmt, was und wie viel du isst.

Die meisten Frauen brauchen jedoch kein Cardio-Training. Sie integrieren einfach gesunde Lebensmittel in ihre Ernährung und werden so schlank, wie sie möchten.

6 VOM UNGLEICHGEWICHT ZUM ÜBERGEWICHT

Viele fragen sich vielleicht, warum sie zunehmen, obwohl sie nur sehr wenig essen.
Den einen Grund dafür kennst du bereits. Der Körper geht in einen Überlebensmodus.
Ein anderer Grund dafür ist das Ungleichgewicht des Säure-Basenhaushaltes im Körper.

Vielleicht hast du davon noch nie gehört. Es ist um Grunde sehr einfach:
Einige Lebensmittel wirken im Körper Säure bildend, während andere basisch wirken. Dein Körper benötigt in einem ausgewogenen Verhältnis sowohl die Säuren als auch die Basen, um die Stoffwechselvorgänge im Körper zu steuern.
Sobald sich die Säuren und Basen in einem Ungleichgewicht befinden, verändert sich dein pH-Wert im Körper. Dein Körper muss dann sehr viel Energie aufwenden, um wieder ein gesundes Säure-Basen-Gleichgewicht herzustellen. Das merken wir dann an starker Müdigkeit, Antriebslosigkeit und einem schwachen Immunsystem. Wenn das Ungleichgewicht zu lange anhält oder zu stark ist, kann das

ein Auslöser für Krankheiten, Entzündungen, unreiner Haut und sogar Krebs sein.

Durch das Ungleichgewicht verändert sich auch der pH-Wert im Verdauungstrakt. Nährstoffe können dann nicht mehr optimal verwertet werden. Giftstoffe aus der Umwelt und der Nahrung können nicht mehr richtig bekämpft werden und es kommt zu einer erhöhten Fettansammlung im Körper.

Das Säure-Basen-Ungleichgewicht entsteht meistens durch eine Übersäuerung. Die Säuren gelangen über die Schadstoffe aus der Umwelt und über Säure bildende Nahrungsmittel in unseren Körper.

Dadurch, dass sich die Art der Ernährung in den letzten Jahrzehnten komplett verändert hat, findest du überwiegend Säure bildende Lebensmittel im Supermarkt. Dazu zählen vor allem viele tierische Lebensmittelprodukte, wie Fleisch, Fisch, Wurst, Milch, Käse, Quark, Joghurt und so weiter. Aber auch Weißmehlprodukte sowie zuckerhaltige Nahrungsmittel, Kaffee, Alkohol, Cola und vieles mehr wirken im Körper Säure bildend.

Werden diese Lebensmittel vom Körper verdaut und verstoffwechselt, sammeln sich große Ladungen an Säuren, Giften und Stoffwechselendprodukten an. Diese stören die physiologischen Mechanismen und überstrapazieren letzten Endes den Körper.

Eine Übersäuerung im Körper führt zu Entzündungen und Schmerzen. Entzündliche Prozesse in den Gelenken fördern beispielsweise die Entstehung einer Arthrose oder Arthritis, im Bindegewebe führen sie zu Falten und Cellulite und im Darm verursachen sie eine extreme Schleimbildung und stören die natürliche Darmbewegung.

Auch in den Blutgefäßen sorgen Entzündungen für Verengungen, einen zu hohen Blutdruck und erhöhen damit das Risiko eines Herzinfarktes und Schlaganfalls.

Unser Körper versucht mit aller Kraft dagegenzuwirken und sucht im Inneren des Körpers nach brauchbaren basischen Mineralien. Da wir durch eine mineralstoffarme Ernährung nicht ausreichend Mineralstoffe aufnehmen, um dieses Defizit ausgleichen zu können, werden diese aus mineralstoffreichen Geweben, wie Knochen, Zähne, Bindegewebe und Haarboden entzogen.

Mineralien, wie Calcium, Magnesium, Eisen und Kalium werden also diesen Geweben entnommen und genutzt, um die gefährlichen Säuren zu neutralisieren. Die Folge ist ein chronischer Mineralstoffmangel.

Um die erforderlichen pH-Werte im Körper aufrechtzuerhalten, brauchen wir die Basen bildenden Lebensmittel. Dazu zählen vor allem Obst, Gemüse, Salate, Sprossen und Keime.

Sie wirken gegen viele Krankheiten und verlangsamen den Alterungsprozess.

Um die Übersäuerung zu stoppen und das Säure-Basen-Gleichgewicht wieder herzustellen, sollte deine Ernährung zu 20-40 Prozent aus Säure bildenden Lebensmitteln und 60-80 Prozent aus basischen Lebensmitteln bestehen.

Durch die Entsäuerung wird die Haut reiner und straffer, Haarausfall und Kopfschmerzen verringert und der Heilungsprozess von chronischen Erkrankungen unterstützt.

Überschüssige Kilos und Ablagerungen werden abgebaut und Nährstoffe sinnvoll verwertet.

Die basenüberschüssige Ernährung kann als Hebel genutzt werden, um das Gewicht aufrechtzuerhalten und sich wieder in seine gewünschte Form zurückzuentwickeln.

SCHLANKER GESÜNDER SCHÖNER

Säure-Basen-Lebensmittel

Um den Säure-Basenhaushalt wieder in ein Gleichgewicht zu bringen, sollte die Ernährung aus 60-80% basisch wirkenden und zu 20-40% aus Säure bildenden Lebensmitteln bestehen.
 Es gibt viele Lebensmittel, die sehr Säure bildend sind, und deshalb bewusst konsumiert werden sollten. Säure bildende Lebensmittel sind aber nicht automatisch ungesund und schlecht. Der Körper benötigt sie, um das Säure-Basen-Gleichgewicht beizuhalten. Mit Hilfe guter Säure bildender Lebensmitteln und vielen basischen Lebensmittel kann die Gesundheit verbessert und der pH-Wert des Körpers wieder ins Gleichgewicht gebracht werden.

Basenbildendes Obst

Äpfel*	Johannisbeeren	Quitten
Ananas	Kirschen	Reineclauden
Aprikosen	Kiwis	Stachelbeeren
Avocado	Kokosnuss	Sternfrüchte
Bananen	Limetten*	Wassermelonen
Birnen	Mandarinen*	Weintrauben (weiß, rot)
Clementinen	Mangos	
frische Datteln	Mirabellen	Zitronen*
Erdbeeren	Nektarinen	Zwetschgen
Feigen	Orangen*	Oliven
Grapefruits	Papayas	Trockenobst:
Heidelbeeren	Pfirsiche	Aprikosen
Himbeeren	Pflaumen	Datteln
Honigmelonen	Preiselbeeren	Rosinen

*Zitronen, Limetten, Orangen und Äpfel haben zwar einen säuerlichen Geschmack, jedoch werden sie im Körper basisch verstoffwechselt. Ihre organischen Säuren werden über die sogenannte Atmungskette metabolisiert und zur Energiegewinnung verwendet. So bleiben die basischen Mineralstoffe dieser Lebensmittel übrig.

Basenbildendes Gemüse

Algen	Karotten	Rotkohl
Artischocken	Kartoffeln	Rucola
Auberginen	Knoblauch	Sauerampfer
Blattkohl	Kohlrabi	Schalotten
Blumenkohl	Kohlsalat	Schwarzwurzel
Bohnen, grün	Kopfsalat	Sellerie
Brokkoli	Kürbisarten	Spargel
Champignon	Lauch (Porree)	Spinat
Chinakohl	Löwenzahn	Spitzkohl
Endivien	Mangold	Steckrüben
Erbsen, frisch	Nachtschattengewächse	Steinpilze
Esskastanien	Okraschoten	Süßkartoffeln
Feldsalat	Paprika	Tomaten
Fenchel	Pastinaken	Wasserkresse
Frühlingszwiebeln	Petersilienwurzel	Weißkohl
Gerstengras	Radieschen	Weizengras
Grünkohl	Rettich	Wilde Kräuter
Gurken	Rhabarber	Wirsing
Kaiserschoten	Rosenkohl	Zucchini
Kamutgras	Rote Bete	Zwiebeln

Basenbildende Nüsse und Samen

Kreuzkümmelsamen	Mandeln	Leinsamen
Kümmelsamen	Mandelmus	Sonnenblumenkerne
Kürbiskerne	Erdmandeln	Sesamkörner

Säurebildende Lebensmittel

Für ein ausgewogenes und gesundes Säure-Basen-Gleichgewicht sollte die tägliche Ernährung zu 20-40% aus guten Säurebildnern bestehen.

Die schlechten Säurebildner sollten dagegen gemieden werden.

Gute Säurebildner
- Nüsse (Haselnüsse, Pekannüsse, Paranüsse, Macadamianüsse, Walnüsse etc.)
- Ölsaaten (Hanfsaat, Leinsaat, Mohn, Sesam, etc. Werden die Saaten gekeimt, werden sie basisch. Ihre basische Wirkung ist abhängig von der Keimdauer.)
- Hülsenfrüchte (Kernbohnen, Weiße Bohnen, Linsen, Kichererbsen, getrocknete Erbsen etc.)
- Roher Kakao
- Hirse
- Pseudogetreide (Quinoa, Amaranth, Buchweizen)
- In überschaubaren Mengen hochwertige tierische Produkte aus biologischer Landwirtschaft z. B. Bio-Eier oder Fisch aus Bio-Aquakultur

Schlechte Säurebildner

Tierische Produkte:
- Fleisch aus Massentierhaltung
- Viele Wurstsorten wie Schinken
- Eier aus Massentierhaltung
- Fisch und Meeresfrüchte aus konventioneller Aquakultur oder aus belasteten Regionen
- fettarme Milchprodukte
- homogenisierte Milch

Getreideprodukte:
- Frühstückscerealien wie z. B. Cornflakes, Fertigmüslis
- Die meisten gekauften Donuts
- Getreideprodukte aus Auszugsmehlen
- Die meisten gekauften Kekse
- Die meisten gekauften Kuchen
- Die meisten gekauften Muffins
- Das meiste gekaufte Weißbrot

Getränke:
- Die meisten alkoholischen Getränke
- Energy Drinks
- Softdrinks wie Limonade, Cola, etc.
- Fruchtsaft aus Konzentrat
- Kohlensäurehaltige Getränke (z.B. Mineralwasser)

Verschiedenes:
- Fast Food
- Fertiggerichte
- Mikrowellengerichte
- Obst aus Dosen
- Stark verarbeitete Sojaprodukte

Es gibt einige einfache Möglichkeiten, um sich die Wirkungsweise der Lebensmittel besser zu merken und diese einfacher einzugruppieren:

- Die meisten grünen Lebensmittel wirken basisch.
- Ein Großteil der Obst- Gemüse- und Kräutersorten hat eine basische Wirkung.
- Mandeln, Kümmelsamen, Leinsamen, Kürbiskerne, Sonnenblumenkerne und Sesamkörner wirken basisch. Alle anderen Samen, Nüsse und Ölsaaten zählen zu den guten Säurebildnern. Durch das Einweichen über Nacht können sowohl ihr Säurepotenzial als auch deren Enzyminhibitoren vermindert werden.
- (Fast) alle gekochten Lebensmittel haben eine Säure bildende Wirkung.

7 WARUM FETT NICHT GLEICH FETT IST

Körperfett ist der Ort, wo die meisten Giftstoffe und Toxine gespeichert werden.

Viele glauben, dass sie etwas übergewichtiger sind, weil sie zu viel Fett, Kuchen und Kalorien essen.

Bis zu einem gewissen Grad ist das alles auch wahr. Der wesentliche Grund für die Entstehung von Fettansammlungen ist noch ein Anderer.

Genauso wie dein Körper Schleim in den Organen benötigt, um sich vor Säuren zu schützen, benötigt er auch das Fett als Schutzsubstanz, um sich vor Giftstoffe zu schützen.

Sobald dein Körper mit Giftstoffen konfrontiert wird, die über das Essen, die Lunge oder die Haut in deinen Körper gelangen, werden sie zum Schutz für deinen Körper in Fett ummantelt.

Danach werden sie aus dem Weg geräumt und zwischengespeichert, bis unser Körper Zeit zur Verarbeitung der Giftstoffe findet.

Weil wir heutzutage konstant mit Giftstoffen konfrontiert sind, findet unser Körper sehr wahrscheinlich nicht die Zeit, um diese Giftstoffe zu verarbeiten.

Im Laufe der Jahre sammeln sich immer mehr Fett beschichtete Giftstoffe an.

Das ist der Grund, warum es im Alter oft schwerer scheint abzunehmen. An dieser Stelle reicht eine einfache Kalorienkürzung einfach nicht mehr aus.

Die Leber ist das Entgiftungsorgan des menschlichen Körpers und versucht, die schädigenden Giftstoffe herauszufiltern.
Wenn wir zu vielen Giftstoffen ausgesetzt sind, wird unser Körper überfordert und unsere Leber kann ihre Aufgabe nicht mehr optimal ausführen.

Die Giftstoffe werden so über Jahre im Körper gelagert und an verschiedensten Stellen abgelegt.
Ein Teil der Giftstoffe wird als Bauchfett gespeichert. Dieses Bauchfett wird auch viscerales Fett genannt und ist sehr gefährlich! Es ummantelt deine Organe und vergrößert deinen Taillenumfang.
Das Gefährliche daran ist, dass Organe stückweise eingeengt werden. Sie werden dadurch nicht nur unbeweglicher, sondern auch in ihrer Funktion gestört. Genau das fördert die Entstehung von Entzündungen, Infektionen, Diabetes und Herzerkrankungen.

Jede Verringerung des Bauchfetts wirkt sich positiv auf deinen Stoffwechsel, deine Gesundheit und deine Lebenserwartung aus.

Wie kommen die Giftstoffe in unseren Körper?

Wir nehmen jeden Tag viele toxisch wirkende und giftstoffbeladene Lebensmittel zu uns.
Die meisten industriell verarbeiteten Lebensmittel sind von Ihrer Art eher Säure bildend und enthalten künstliche Konservierungs-, Farb- und Süßstoffe.

Es geht sogar noch weiter: Viele pflanzliche Lebensmittel werden immer mehr mit Hilfe von chemischen Düngemitteln,

Pestiziden und Herbiziden angebaut. Ein Großteil des Fleisches, das wir heute im Supermarkt finden, enthält verschiedenste Medikamente, verschreibungspflichtige Pharmazeutika und ist mit Steroiden, Hormonen und Antibiotika hochgezüchtet worden.

Viele künstliche Chemikalien und Toxine befinden sich auch in einigen Schokoriegeln, Pizzen, alkoholischen Getränken, Limonaden, Energy Drinks, frittierten Lebensmitteln, Pasta, Müsli, Käse, Milch und einige mehr.
Die Liste mit Giftstoffen, von denen wir jeden Tag umgeben sind, könnte fast endlos fortgeführt werden.

Wenn du dein Fett schnell abbauen möchtest, hilft es weniger Giftstoffe aufzunehmen und die körpereigenen Entgiftungsprozess bewusst zu unterstützen.
Es gilt nämlich: Umso mehr Chemikalien und Giftstoffe wir ausgesetzt sind, desto mehr Körperfett wird produziert, um uns davor schützen.

Cellulite

Übergewicht ist also nicht nur ein kosmetisches Problem. Es ist ein Hinweis darauf, dass mit dem Körper etwas nicht stimmt. Ist das Innere des Körpers rein und gesund, macht sich das auch am Äußeren bemerkbar.
Genau das Gleiche gilt auch für Cellulite. Cellulite ist Zeichen, dass im Körper etwas nicht stimmt. Sie ist ein Hinweis, dass mögliche Lebensumstände und Essgewohnheiten den Körper überfordern.
Cellulite ist eine Art Warnsignal vom Körper. Sie ist ein Zeichen, dass unsere Leber überfordert ist und die Giftstoffe nicht schnell genug verarbeiten kann. Unser Körper beginnt in so einem Fall, die überschüssigen Toxine mit Fett zu ummanteln und sie im gesamten Körper zwischen zu speichern.
Ein Großteil dieser nicht verstoffwechselten Fette und

Abfälle wird in kleinen „Taschen" direkt unter der Haut gelagert. Die Fettzelltaschen verbinden sich mit dem Bindegewebe, übersäuern und verstopfen es.

Die Folge davon ist eine schrumpelige und dellenartige Verformung der Haut, die beim Hineinkneifen ein „Matratzen ähnliches" Aussehen hat, prall gefüllt ist und Grübchen in der Fettschicht bildet.

Beim Streichen über die Haut, merkt man zarte Knötchen von Fett, die im gehärteten Bindegewebe gefangen sind.

Die in den Taschen eingelagerten säurehaltigen Giftstoffe machen die Bindegewebsverbindungen mit der Zeit härter und weniger elastisch.

Sie verringern die Durchblutung der winzigen Kapillare, die durch die Fettzellen führen, und reduzieren zunehmend deren Sauerstoffzufuhr und Stoffwechsel.

Bei einer stark ausgeprägten Cellulite, werden die Strukturen in den Fettschichten sogar so hart, dass die Cellulite und das Gewebe leblos erscheinen und ein bisschen an einen harten klumpigen Käse erinnern.

Dies erklärt nun auch, warum viele ihre Cellulite nur sehr schwer bis gar nicht wegbekommen.

Cellulite ist nicht nur ein kosmetisches Problem, das sich an Oberschenkeln, Po und dem Bauch ausbreitet. Cellulite ist ein wirkliches Alarmsignal. Eine schlecht funktionierende Leber ist häufig der Anfang verschiedener Krankheiten. Die Leber muss nämlich die Giftstoffe und Abfälle des gesamten Körpers verarbeiten und hinausbefördern.

Äußere Anzeichen, wie Krampfadern, Gelenkschmerzen, Müdigkeit, Depressionen, geschwollene Gesichter und Cellulite sind Zeichen, dass Dinge in unserem Körper nicht mehr richtig funktionieren.

Cellulite ist also ähnlich wie ein Hilfeschrei. Ein Hilfeschrei, der nicht nur nach mehr Schönheit ruft, sondern auch nach mehr Gesundheit.

Wenn du deine Cellulite also dauerhaft beseitigen möchtest, wird dir nun wahrscheinlich klar, dass äußerliche

Behandlungen und Cremes nicht viel nutzen. Der Körper muss von innen gereinigt und die Leber entlastet werden, sodass sie ihren Aufgaben wieder nachkommen kann.

Gleichzeitig solltest du Cellulite auslösende Faktoren beseitigen. Damit verbunden ist häufig eine Umstellung von Ernährungsgewohnheiten und des Lebensstils.

Warum haben mehr Frauen und weniger Männer Cellulite?

Cellulite zeigt sich häufiger bei Frauen, weil die Hautzellen einer Frau empfindlicher sind, als die eines Mannes. Männer sind deshalb aber nicht weniger toxisch. Bei Männern zeigt sich die toxische Wirkung eher an einem „schwangeren" Bauch und einer giftstoffbelasteten, geschwollenen Prostata.

Schlank heißt jedoch nicht unbedingt auch giftstofffrei. Wenn du jetzt vielleicht schon schlank bist, aber größtenteils industriell verarbeitete Lebensmittel isst, werden die Giftstoffe in Fett ummantelt und im Inneren des Körpers zwischen den Organen gespeichert.

Wie kannst du am besten vorgehen, um diese Giftstoffe loszuwerden?

Hier der Ablauf in kurzer Version:

1. Reinige deinen Körper: Achte darauf, dass du weniger Giftstoffe zu dir nimmst. Besonders über die Nahrung nehmen wir sehr viel davon auf. Verzichte auf Konservierungsstoffe, Geschmacksverstärker, Farbstoffe und so weiter.

2. Du brauchst gute Nährstoffe: Integriere gesunde, leckere und nährstoffreiche Lebensmittel in deine tägliche Ernährung. Am Ende dieses Kapitels habe ich ein paar Lebensmittel aufgeführt, die deinen Fettabbau noch weiter beschleunigen.

3. Halte durch. Aufgeben ist keine Option. Du hast ein Ziel, dass du erreichen möchtest. Denke daran, Jo-Jo-Diäten und Übergewicht erhöhen das Risiko für Gallensteine und sorgen für lebenseinschränkende und krankheitsauslösende Probleme.

Verschiedene Faktoren beeinflussen die Entstehung von Körperfett

Stress

Es gibt viele verschiedene Faktoren, die dafür sorgen, dass wir zunehmen.

Cortisol ist eines der Gründe für Bauchfett. Wenn wir uns in Stresssituationen befinden, wird Cortisol in unserer Nebenniere produziert. Dadurch wird in der Leber Glykogen ausgelöst und der gesamte Blutzuckerspiegel erhöht.

Dieser Prozess führt wiederum zu einer Freisetzung von Insulin und somit zur Stimulation und Bildung von Fettgewebe. Stress ist wirklich gefährlich und kann dem Körper sowie dem Immunsystem mehr Schaden zufügen, als die meisten glauben.

Das in Stresssituationen ausgelöste Cortisol unterdrückt die Funktion des körpereigenen Immunsystems und löst eine Atrophie des hormonsteuernden Thymus und der Nebennieren aus.

Durch die Reduktion der Nebennierenfunktion erhöht sich der Bedarf an Vitamin C in den Nebennieren. Das Vitamin C wird vom Elastin und Kollagen des gesamten Körpers entnommen und zur Nebenniere transportiert.

Der erst mal harmlos erscheinende Vitamin-C-Mangel im Kollagen und Elastin endet aber in der Entstehung von Falten und einem Verlust der Knochendichte. Kurz, Stress führt zu Falten und brüchigen Knochen.

Schilddrüsenunterfunktion
Auch eine Schilddrüsenunterfunktion wird häufig mit der Gewichtszunahme in Verbindung gebracht. Die Schilddrüsenunterfunktion ist aber nicht die Ursache für die Fettansammlung im Körper.

Der eigentliche Grund liegt in den Faktoren, welche die Schilddrüsenfunktion beeinflussen: Röntgenstrahlen, Giftstoffe, Schwermetallvergiftungen, Quecksilberfüllungen in den Zähnen, Zucker, schlechte Fette, eine schlechte Ernährung, zu wenig Bewegung und Stress. Sie beeinflussen und überfordern zunehmend die Schilddrüse.

Der beste Weg, um eine Schilddrüsenunterfunktion zu behandeln, ist die Reinigung und Entgiftung des Körpers und ausreichend Bewegung.

Hormone
Hormone sind ein weiterer Auslöser für die Entstehung von Körperfett. Bierbäuche zum Beispiel entstehen durch die Östrogenaktivität im Bier. Der Hopfen, der für die Herstellung von Bier verwendet wird, ist reich an Phytoöstrogenen. Sie fördern die Vergrößerung der Fettzellen und die Bindungsfähigkeit von Wasser. Auch andere alkoholische Getränke wie Gin, Ouzo und Whisky enthalten Phytoöstrogene. Viele männliche Alkoholiker entwickeln dadurch häufig eine weibliche Brust.

Giftstoffe
Halte dich fern von Giftstoffen. Der Körper nimmt die Giftstoffe auf und ummantelt sie mit Fett. Einige dieser Toxine befinden sich in Kunststoffen, wie Plastik, Lebensmittelfolien und Lebensmittelcontainern aus Plastik. Teppiche, Abgase, Haarsprays, parfümierte Seifen, Haar-Produkte, Parfums, Haushaltsreiniger, Hautreiniger, Handlotionen, Pestizide, Herbizide, Chemikalien, belastete Luft, Wasser, der Arbeitsplatz und vieles mehr besitzen hohe Giftstoffansammlungen und gelangen über deren Benutzung in den Körper. Zahnfüllungen aus Quecksilber und Amalgam

gehören zum Beispiel zu den Hauptursachen verschiedener Krankheiten.

Reinige deine Leber

Die Leber ist das größte Filterorgan des menschlichen Körpers. Alles, was wir essen und trinken, gelangt zwar zuerst in den Darm, doch dann über einen speziellen Blutkreislauf (den sogenannten enterohepatischen Kreislauf) in die Leber.

Täglich fließen etwa 2.000 Liter Blut durch die Leber und schleusen verschiedene Giftstoffe mit sich hinein. So gelangen Schadstoffe aus der Luft und Gifte, die wir über die Haut, Kosmetika und Medikamente aufnehmen, in die Leber.

Die Leber ist also eine Art Auffangbecken. Sie sammelt über verschiedenste Blutkanäle Gifte ein und führt sie durch ein mikroskopisch kleines Filtersystem.

Toxische Stoffe, wie tote Zellen, Mikroorganismen, Chemikalien, Arzneimittel und Schmutzteilchen werden hier aus dem Blutstrom entfernt. Die herausgefilterten Schadstoffe werden über die Nieren und den Darm ausgeschieden und das gesäuberte Blut zum Herzen gebracht.

Ist die Leber aktiv und leistungsfähig, fühlen wir uns wohl, lebendig und gesund. Wird die Leber überlastet, treten Müdigkeit, hohe Cholesterinwerte, Fettansammlungen, Rückenschmerzen, Kopfschmerzen, unreine Haut und eine erhöhte Infektanfälligkeit auf.

Die Funktionsfähigkeit deiner Leber bestimmt also mit, ob du zu- oder abnimmst. Ist deine Leber überlastet, können Giftstoffe nicht mehr richtig abtransportiert werden. Sie werden in Fett ummantelt und als Fettpölsterchen und Cellulite eingelagert.

Um Körperfett effektiv loszuwerden, ist es wichtig, das Filtersystem der Leber neu anzuregen. Je nach Zustand deiner Leber kann dieser Prozess Wochen bis Monate dauern. Aber die gute Nachricht ist, je früher wir damit anfangen, desto schneller haben wir es erreicht.

Schritt 1 - Entlaste deine Leber:
Reduziere Lebensmittel, die deine Leber zusätzlich belasten. Das bedeutet, vermeide Lebensmittel wie:

- Alkohol
- Milchprodukte
- Margarine
- erhitzte Fette und Öle
- frittierte Lebensmittel
- Fleischkonserven
- Tierhäute und fettes Fleisch
- künstliche Süß- und Farbstoffe
- künstliche Aromen und Konservierungsstoffe

Schritt 2 - Stärke deine Leber:
Deine Leber benötigt gute Nährstoffe, um ihr Filtersystem wieder anzuregen. Mit anderen Worten, unterstütze deine Leber und iss:

- Frisches Obst und Gemüse (vor allem dunkelgrünes Blattgemüse und orange-, gelb-, lila- und rotfarbene Früchte)
- jeden Tag grüne Smoothies
- überwiegend Basen bildende Lebensmittel
- gute Fette, wie kaltgepresste Öle, Nachtkerzenöl, Borretschöl (gute Fette helfen, die Zellmembranen um die Leberzellen aufzubauen.)
- Avocados
- Nüsse und Samen
- Hülsenfrüchte, wie Bohnen, Erbsen und Linsen
- frisch gehackten Knoblauch
- verwende Mariendistel und Löwenzahn (die Mariendistel schützt die Leberzellen vor gefährlichen Giftstoffen, verbessert die Durchblutung und hilft, neue und gesunde Leberzellen zu bilden)

- trinke täglich mindestens 2,5 Liter Wasser (ohne Kohlensäure) (giftige Substanzen werden mit Hilfe vom Wasser besser über die Nieren herausgespült.)

Mit einem gesunden Lebensstil, einer funktionierenden Leber, bist du auf einem guten Weg schlanker, gesünder und schöner zu werden. Die Tipps werden dir helfen, deine Leber zu entlasten und deine Stoffwechselprozesse im Körper in Gang zu setzen.

Für noch bessere Ergebnisse und eine wirklich effektive Leberreinigung solltest du zusätzlich deinen Darm reinigen. Wenn deine Darmfunktion schlecht ist, leidet nicht nur deine Verdauung daran, dein Immunsystem wird zusätzlich geschwächt und deine Leber verstärkt belastet.

Anders ausgedrückt, gib dir und deinem Körper die Möglichkeit, einmal voll und ganz zu regenerieren. Du wirst dich energievoll fühlen, besser konzentrieren können, das Immunsystem stärken, Emotionen besser kontrollieren können und natürlich schlanker, gesünder und schöner werden.

Lebensmittel, welche die Fettverbrennung anregen

Meeresalgen wie Spirulina und Chlorella

Meeresalgen wirken im Körper als natürliches Reinigungsmittel. Sie fördern den Abtransport von Schwermetallen, Quecksilberspuren und anderen gefährlichen Giftstoffen. Sie helfen auch, den pH-Wert im Körper in ein Gleichgewicht zu bringen, fördern die Produktion von Leberenzymen und reduzieren Entzündungen.

Cayennepfeffer

Cayennepfeffer enthält das scharfmachende Capsaicin, was antioxidativ und entzündungshemmend wirkt. Capsaicin wärmt den Körper, erhöht auf natürliche Weise den Stoffwechsel und die Fettoxidation. Cayennepfeffer hilft auch Gelenk- und Muskelschmerzen zu lindern, unterstützt die Funktion des Herz-Kreislauf-Systems und fördert die Verdauung.

Goji Beeren
Goji Beeren helfen, mit stressigen Situationen besser umzugehen. Sie erhöhen das Energieniveau, verbessern die Schlafqualität und steigern das allgemeine Wohlbefinden. Dadurch wird der Cortisolspiegel gesenkt und die Körperfettverbrennung ermöglicht. Goji Beeren helfen außerdem, die Giftstoffe besser aus dem Körper zu entfernen, unterstützen den Heilungsprozess von Muskelschäden und erhöhen den Stoffwechsel.

Roher Kakao
Roher Kakao reduziert das Stresshormon Cortisol. Dadurch wird der Stoffwechsel beschleunigt und die Fettverbrennung ermöglicht. Magnesium, Theobromin und Koffein in rohem Kakao regen die Stoffwechselaktivität an und wirken sich positiv auf die Muskelfunktion aus. Der Chromgehalt in rohem Kakao hilft wiederum den Blutdruck zu senken und die Ballaststoffe verbessern die Verdauung, steigern das Sättigungsgefühl, reduzieren den Appetit und erhöhen den Zuckerstoffwechsel.

Brennnessel
Brennnesselblätter besitzen entzündungshemmende Eigenschaften, fördern den Stoffwechsel und helfen den Körper zu entgiften. Brennnesselblätter steigern auch das Energieniveau, fördern die Fettverbrennung und liefern wichtige gesundheitsfördernde Nährstoffe, wie Kieselsäure, Vitamin C, Magnesium, Chlorophyll und Folsäure.

Chia Samen
Chia Samen enthalten lösliche und unlösliche Ballaststoffe. Die löslichen Ballaststoffe binden Wasser an sich und steigern dadurch das Sättigungsgefühl. Der Kalorienverbrauch kann so

reduziert und eine angemessene Essgewohnheit antrainiert werden. Chia Samen helfen auch, Heißhungerattacken zu reduzieren, den Blutzuckerspiegel zu stabilisieren und das Bauchfett zu beseitigen.

Gerstengras

Gerstengras ist reich an Chlorophyll, was sich besonders vorteilhaft auf die Fettverbrennung auswirkt. Chlorophyll regt die Giftstoffausschwemmung im Körper an und hilft die Leber zu reinigen. Mit einer gereinigten Leber können Fettzellen besser beseitigt werden. Gerstengras reguliert außerdem den Blutzuckerspiegel, hilft Heißhungerattacken zu verhindern und das Sättigungsgefühl zu steigern.

Kokosöl

Kokosöl regt die Fettverbrennung an, reduziert den Appetit und erhöht das Sättigungsgefühl. Die vielen mittelkettigen Fettsäuren in Kokosöl helfen das Bauchfett zu verringern, regen die Funktion der Leber an und helfen dadurch Giftstoffe aus dem Körper zu absorbieren. Bei täglichem Verzehr von Kokosöl kann innerhalb weniger Wochen der Bauchumfang reduziert werden.

Acai Beere

Acai Beeren wirken entzündungshemmend, steigern den mentalen Fokus und unterstützen die Reinigung und Entgiftung des Körpers. Sie beschleunigen außerdem den Stoffwechsel, die Zellregenration und versorgen die Muskelzellen mit notwendigen Aminosäuren, Mineralien und Vitaminen. Dadurch werden die Leistung und die Fettverbrennung beschleunigt.

Grüner Tee

Grüner Tee enthält verschiedene sekundäre Pflanzenstoffe, die besonders gut den Appetit senken. Der sekundäre Pflanzenstoff EGCG hilft im Körper, das appetithemmende Hormon Cholecystokinin zu erhöhen. Dadurch wird der

Appetit unterdrückt und unerwünschte Naschereien vermieden. Grüner Tee erhöht auch das Energieniveau und die Stoffwechselrate. Durch eine erhöhte Stoffwechselaktivität können Fettzellen besser abgebaut werden.

Warmes Zitronenwasser
Warmes Zitronenwasser hilft, den pH-Wert des Körpers wieder ins Gleichgewicht zu bringen. Es regt Stoffwechselprozesse an, unterstützt die Verdauung, hydriert den Körper und hilft Heißhunger zu bekämpfen.

Nüsse
Nüsse sind sehr reich an einfach ungesättigten Fettsäuren, die sehr vorteilhaft für die Fettverbrennung sind. Einfach ungesättigte Fettsäuren steigern die Stoffwechselrate, helfen große Mengen an Fett zu verbrennen, unterstützen den Muskelaufbau und reduzieren Heißhunger.

8 DIE ZWEI LEBENSMITTEL, DIE DEINEN KÖRPER UND DEIN GEHIRN SCHLEICHEND ZERSTÖREN

Brot und alles, was aus Mehl hergestellt ist, ist nicht nur schlecht für deine Figur, sondern auch schlecht für deine Gesundheit.

Wenn wir unser Wunschgewicht erreichen wollen, brauchen wir alle wichtigen Funktionen in unserem Körper.

In diesem Kapitel möchte ich dir zeigen, warum Nudeln, Müsli, Kekse, Cracker, Pizza, Kuchen, Torten, Muffins und Pfannkuchen, so wie du sie wahrscheinlich kennst, nicht gut für dich sind.

Diese Nahrungsmittel sind eines der Hauptursachen vieler Krankheiten. Vor 100 Jahren gab es ca. 95% der Lebensmittelprodukte, die wir heute im Supermarkt finden nicht. Vor 100 Jahren gab es auch nicht ca. 95% der Krankheiten, unter denen viele heute leiden.

Getreideprodukte sind im Körper häufig extrem Schleim bildend, machen süchtig und alt.

Das Gluten in Weizen ist eine der wichtigsten Ursachen für entzündliche Darmerkrankungen, bei denen Geschwüre Löcher in den Darm fressen, die beim Toilettengang starke Blutungen verursachen.

Hier einmal 3 Fakten, die du wahrscheinlich noch nie über Getreideprodukte gehört hast.

1. Bei der Herstellung von Getreideprodukte wird häufig Auszugsmehl eingesetzt, dass nur wenige bis keine wertvollen Nährstoffe mehr enthält.
2. Sobald Getreideprodukte im Körper angekommen sind, werden sie in Zucker umgewandelt und sind die perfekte Nahrung für Parasiten, Bakterien, Hefen, Pilze, Krebs und Diabetes.
3. Getreideprodukte enthalten Gluten. Gluten ist eine sehr klebrige Masse, die das Innere in deinem Körper wie eine Leimpaste verklebt. Es enthält ein unverdauliches Protein namens Gliadin.

Dadurch, dass unser Körper Gliadin nicht identifizieren kann und nicht weiß, was er damit anfangen kann, verursacht es verschiedene Probleme für unser Immunsystem.

Es fördert die Entstehung von Allergien, erhöht den Appetit und schüttet während der Verdauung Exorphine aus. Exorphine sind Stoffe, die ähnlich wie Opium betäubend wirken und gleichzeitig Sucht erzeugend sein können.

Exorphine sind in der Lage die Blut-Hirn-Schranke zu überwinden und sich im Gehirn an sogenannte Opioid-Rezeptoren zu binden. Schon in geringen Mengen werden bestimmte Belohnungszentren im Gehirn aktiviert (ähnlich wie durch Morphin).

Das heißt zwar nicht, dass du von einer Scheibe Brot high wirst. Es macht dich jedoch glücklicher, entspannter und lässt eine wohltuende Schläfrigkeit aufkommen. Exorphine beeinflussen deine Stimmung und initiieren im Gehirn ein Verlangen nach Weizenprodukten.

Hast du schon einmal versucht dein Brot und deine Pasta wegzulassen? Für die meisten Menschen ist das eine echte Herausforderung. Oft entstehen Entzugserscheinungen und ein starkes Verlangen danach.

Die Weizen-Exorphine sind sogar so stark suchtauslösend, dass Pharmaunternehmen bereits ein Medikament entwickelt haben, welches in der Lage ist, die Opioid-Rezeptoren zu blockieren.

Dieses Medikament soll mit dieser Wirkung als neustes Schlankheitswundermittel angeboten werden. Erste Tests zeigten erstaunliche Ergebnisse. Innerhalb von 6 Monaten verloren die Testpersonen 10 Kilogramm - und das ohne jede Ernährungsumstellung, nur indem sie das Verlangen nach Getreideprodukten abgeschwächt haben.

Kurz gesagt, Getreide wirkt so suchterzeugend, dass ein Mittel, welches diese suchterzeugende Wirkung reduziert, als Wundermittel gegen Übergewicht auf dem Markt angeboten werden kann.

Ein eleganterer Weg, als irgendwelche Schlankheitspillen zu nehmen, ist einfach Weizenprodukte Stück für Stück bewusst zu reduzieren.

Das Gute an Vollkornmehl ist, dass es aus dem gesamten Korn hergestellt wird, also aus der äußeren Schutzschicht, dem Keimling und Mehlkörper.

Anders ist es beim Weißmehl, welches beim Herstellungsprozess meist so stark gesiebt wird, dass nur noch der Mehlkörper vorhanden ist und die Randschichten mit den Vitaminen, Mineralien und Ballaststoffen aussortiert werden. Dadurch lässt es sich zwar länger lagern, ist aber nahezu nährstofffrei.

Frisch gemahlenes Vollkornmehl lässt sich nicht lange lagern. Es hat einen fettreichen Keim, welcher schnell ranzig wird und das Mehl damit schneller verdirbt. Kommt frisch gemahlenes Mehl mit Sauerstoff in Kontakt, entsteht eine Oxidation von Vitalstoffen.

Das heißt also, wenn du dein Vollkornmehl im Supermarkt kaufst, besteht es zwar aus mehr Kornbestandteilen, doch hat es lange nicht mehr seine volle Nährstoffdichte.

Um mehr Nährstoffe aus dem Korn zu erhalten, solltest du dein Mehl direkt vor dem Verzehr mit einer Getreidemühle frisch mahlen. Gute Altenativen zu Weizen sind Roggen und Dinkel.

Eine Möglichkeit ist auch das Getreide (Hafer, Gerste, Dinkel, Roggen etc.) zu Sprossen keimen zu lassen. Durch diesen Prozess verändert sich das Getreide zu einem gesunden, frischen Gemüse.

Dank einwirkender Enzyme entstehen durch das schwer verdauliche Eiweiß leicht verwertbare Aminosäuren. Die klebrige Stärke wird abgebaut und in kurzkettige Bausteine zerlegt.

Der eher niedrige Gehalt an Vitalstoffen wird stark erhöht und besser aufnehmbar. Das Fett wird zu hochwertigen Fettsäuren verändert und die Giftstoffe, die das Samenkorn vor Fraßfeinden schützen, entfernt.

Eine weitere Möglichkeit neben selbst gemahlenem Volkorn und gekeimten Samen ist vermehrt Pseudogetreidesorten zu integrieren. Es handelt sich dabei um keine echten Getreidesorten.

Pseudogetreide sind glutenfrei, liefern viele wertvolle Nährstoffe und enthalten auch wertvolle pflanzliche Proteine.

Gluteinhaltige Getreide	**Glutenfreie Pseudogetreide**
Roggen	Amaranth
Weizen	Buchweizen
Gerste	Quinoa
Dinkel	Hirse
Grünkern	
Emmer	
Einkorn	
Kamut	
Triticale	

Fazit: Verzichte möglichst vollständig auf Weißmehl, achte auf die Qualität von Vollkornprodukten, integriere vermehrt Pseudogetreide und lass die Samen zwischendurch keimen.

Was ist mit weißem Reis?

Weißer Reis besteht zum größten Teil aus Stärke und Zucker und fördert einen hohen Blutzuckerspiegel. Wenn du weißen Reis essen möchtest, dann ist es empfehlenswert, diesen vor und nach dem Training zu essen. Dadurch nutzt du den erhöhten Blutzuckerspiegel am besten.

Brauner Reis ist an sich etwas besser. Durch das Kochen, Dünsten und Braten verliert er aber viele Nährstoffe und besteht dann zum größten Teil auch nur noch aus Stärke und Zucker.

Mein Tipp ist Wildreis. Der kann über Nacht eingeweicht und dann roh gegessen werden. Dadurch bleiben viele wertvolle Nährstoffe erhalten.

Zucker ist Gift für deinen Körper

Mit Sicherheit weißt du bereits intuitiv, dass Zucker nicht gut für dich ist.

Ich möchte dir zeigen, warum du darauf verzichten solltest. Zucker ist im Grunde nichts anderes, als eine konzentrierte, reine kristallisierte Säure. Es ist eines der am meisten suchterzeugenden und zerstörerischen Lebensmittel auf dem Planeten.

Neben Zigaretten und Stress ist Zucker das Mittel, das uns am schnellsten altern lässt.

Zucker entmineralisiert unseren Körper und zieht Calcium aus den Knochen. Die Folgen sind oft Osteoporose, Schäden am Immunsystem, Herzerkrankungen, Bluthochdruck, Diabetes und Arthritis.

Die ungenutzte Glucose wird in den Arterien als gesättigtes Fett und Cholesterin gespeichert und verstopft dadurch die Arterien, hat Einfluss auf die Bauchspeicheldrüse und beeinflusst die Wirkung vieler Hormone negativ.

Zucker verwandelt sich in unserem Körper in Fett. Noch schlimmer ist, dass Zucker ein Turbotreibstoff für Krankheiten, Viren, Bakterien, Parasiten, Pilze, Schimmel, Hefe und alles, was wächst, ist. Dazu gehören auch besonders Krebszellen.

Wenn du die Auswirkungen von Zucker auf den Körper reduzieren möchtest, kannst du Zimt integrieren, wenn du etwas Süßes isst. Du kannst z.B. etwas Zimt auf frisch geschnittenes Obst streuen und essen.

Der Verzehr von EFA Ölen kann dir dabei helfen, den Heißhunger auf Zucker zu reduzieren.

Bei starkem Heißhunger auf Süßes kannst du Stevia, Lucuma, und rohen Yaconsirup als Zuckeralternativen verwenden. Sie sind vollkommen natürlich, liefern wertvolle gesundheitsfördernde Nährstoffe und helfen den Zuckerkonsum stückweise zu reduziere.

9 MILCH: GESUND ODER EIN KILLER?

Viele Menschen wachsen mit der Behauptung auf, Milch sei gesund und vor allem wegen des hohen Calcium-Gehaltes gut für die Knochen.

Untersuchungen zeigen jedoch, dass Länder, die am meisten Milchprodukte konsumieren, die höchste Rate an degenerativen Knochenerkrankungen wie Osteoporose, Herzerkrankungen, Brustkrebs, Allergien, Diabetes und Multiple Sklerose haben.

Nach dieser Erkenntnis stellt sich doch die Frage, was wirklich in der Milch steckt und ob sie für den menschlichen Körper überhaupt geeignet ist. Wie gesund ist sie wirklich?

Es ist falsch zu glauben, dass Milch gut für die Knochen ist, nur weil sie viel Calcium enthält. Es scheint sogar so, dass Milch das Risiko, an Osteoporose zu erkranken, erhöht. Doch warum hat Milch keinen positiven Effekt auf die Knochendichte, obwohl sie so viel Calcium enthält?

Ein Grund, warum Milch den Knochen eher Mineralstoffe entzieht, anstatt sie ihnen zur Verfügung zu stellen, ist, dass Milch den Körper übersäuert. Ist der Körper übersäuert, braucht er Mineralstoffe, um die angefallenen Säuren zu neutralisieren.

Er zieht nun basische Mineralien von seinen körpereigenen Depots und nutzt das Calcium aus unseren Knochen und Zähnen. Als Folge entsteht ein Calciummangel durch Milchprodukte.

Dazu kommt, dass das Verhältnis von Phosphor zu Calcium in der Milch und ganz besonders im Käse sehr ungünstig ist. Phosphor gilt als bedeutender Calciumräuber.

Zu viel Phosphor reduziert im Körper die Verfügbarkeit von Magnesium und regt in der Nebenschilddrüse eine erhöhte Produktion vom sogenannten Parathormon an. Dieses Hormon bewirkt wiederum, dass Calcium aus den Knochen gelöst wird und der Calciumspiegel im Blut konstant gehalten werden kann.

Genau das führt zu schwächeren Knochen und zu einem erhöhten Risiko, an Osteoporose zu erkranken. Es tritt also das Gegenteil von dem ein, was grundsätzlich geglaubt wird.

Viele Frauen leiden also nicht an einem Mineralstoffmangel, weil sie zu wenig Milch trinken, sondern weil sie zu viel verarbeitete Milchprodukte verzehren.

Wieviel Lebensenergie steckt noch in der Milch?

Durch die Massentierhaltung enthält herkömmliche Milch, die wir im Supermarkt kaufen können, viele Hormone und künstliche Stoffe. Die Milch enthält dann zu viel Estronsulfat, das zu erhöhtem Hoden-, Prostata und Brustkrebs führen kann.

Die Milch, die wir im Handel finden können, ist normalerweise pasteurisiert und oft auch ultrahocherhitzt (H-Milch). Damit sollen gesundheitsschädliche Keime abgetötet werden.

Durch das Pasteurisierungsverfahren und die starke Hitze werden vorhandene Enzyme in der Milch zerstört.

Wenn du die Milch trinkst, kann dein Körper diese fehlenden Enzyme nicht ersetzen und die Milch nicht mehr richtig verdauen.

Milch ist also kein enzymreiches, erquickendes

Lebensmittel mehr, sondern häufig zu einem toten Nahrungsmittel verarbeitet. Ein Kälbchen, das die Muttermilch in pasteurisierter Version bekommt, stirbt spätestens nach einem halben Jahr.

Was passiert, wenn wir Milch trinken?

Wie wir alle wissen, soll die Milch einen Säugling mit allem versorgen, was es zum Leben braucht, damit es auch ohne feste Nahrung schnell wachsen kann.

Daher liefert die Muttermilch dem Säugling die perfekte Zusammensetzung von Nährstoffen und passt sich seinem Ernährungsbedarf automatisch an.

Genauso ist es auch bei Kuhmilch. Die Kuh liefert dem Kälbchen die notwendigen Nährstoffe, um schnell zu wachsen und stark zu werden.

So offensichtlich es jetzt auch scheint, aber die Kuh sorgt für ihr Kalb und der Mensch für sein Kind. Genau das erkennt man auch an der jeweiligen Nährstoffzusammensetzung der Milch.

Weil ein Kalb sehr viel schneller wachsen und sehr viel schwerer werden soll als ein menschlicher Säugling, enthält Kuhmilch viel mehr Wachstumshormone als menschliche Muttermilch.

Trinkt wir nun Kuhmilch stellen die Wachstumshormone, die auf den Bedarf von Kälbern angepasst sind, für den menschlichen Körper ein echtes Problem dar. Sie beeinflussen das Zellwachstum von gefährlichen und kranken Zellen und können es extrem beschleunigen.

Der regelmäßige Milchkonsum erhöht vor allem bei Frauen das Risiko an Brustkrebs und bei Männern an Prostatakrebs zu erkranken.

Milch hat im Körper auch eine extrem Schleim bildende Wirkung. Sie bringt die Zellen des Körpers dazu, in den Atemwegen und im Verdauungstrakt vermehrt Schleim zu bilden. Die Folge: Nasennebenhöhlenentzündungen,

Verdauungsprobleme und Hautkrankheiten. Aber auch Autoimmunerkrankungen, Allergien und die Entwicklung vom Diabetes Typ 1 werden mit dem ständigen Milchkonsum in Verbindung gebracht.

Viele glauben, dass sie ohne Milch und Milchprodukte nicht klarkommen, sie ohne Milch einen Calciummangel riskieren und dadurch ihre Knochengesundheit aufs Spiel setzen. Sie haben das Gefühl, dass Milch gut ist, weil sie diese ja schon von Kindestagen her trinken.

Doch Kuhmilch ist nicht das Gleiche wie Muttermilch. Das Eiweiß in Kuhmilch wird zu 80% aus dem Proteingemisch, Alpha-S1-Casein bestimmt. Da den meisten Menschen jedoch Enzyme fehlen, um das Casein richtig zu verdauen, bleiben im Darm unverdaute Peptide zurück.

Diese führen nicht nur zu einer verlangsamten Verdauungsgeschwindigkeit. Sie verursachen stinkende Blähungen und verkleben die Zotten des Dünndarms. Die Folge sind chronische Entzündungen, eine durchlässige Darmwand und eine verschlechterte Nährstoffaufnahme.

Ähnlich wie das Gluten im Weizen verursacht auch das Casein in der Milch, chemische opioide Verbindungen im Gehirn. Die aus dem Casein entstehenden Peptide erzeugen im Gehirn eine ähnliche Wirkung wie das starke Schmerzmittel Morphin.

Von den Peptiden können wir zwar keine berauschende Wirkung erwarten. Es entsteht aber vielmehr eine Sucht nach Käse, Milchschokolade, Milch und Milchprodukten. Wenn wir diese Dinge essen, fühlt sich unser Körper zunächst wohl, sie betäuben aber unsere Sinne und machen schläfrig.

Das ist also einer der Gründe, warum es vielen schwerfällt, von ihrer Vollmilchschokolade und ihrem Käse loszulassen.

Wie oft kommt es vor, dass man eine Tafel Schokolade mit der Absicht aus dem Schrank holt, nur ein kleines Stück zu naschen - doch man nicht aufhört zu „naschen", ehe die ganze Tafel weg ist.

Hören wir plötzlich auf, Milch- und Getreideprodukte zu essen, werden wir höchstwahrscheinlich von einem enormen Heißhunger gequält.

Integriere deshalb gesunde Milchalternativen in den Alltag und reduziere bestimmte Milchprodukte. Sie sollten in bewussten Mengen verzehrt werden.

Gesunde Milchalternativen

Milch kommt üblicherweise in vielen Rezepten und Mahlzeiten zum Einsatz.

Es gibt verschiedene pflanzliche Alternativen, die uns helfen unseren Milchkonsum auf einfache Weise zu reduzieren.

Für ein tägliches Glas Milch ist Mandelmilch, Hanfmilch oder Kokosmilch eine super Alternative. Zum Braten, Backen oder Kochen bietet sich Kokosöl an.

Avocados lassen sich auch sehr vielseitig einsetzen. Du kannst sie zu Aufstrich verarbeiten, sie als Dickungsmittel in grüne Smoothies beigeben oder in Dressings, Soßen oder Suppen statt Sahne verwenden.

Avocados haben die tolle Eigenschaft, dem Essen eine gewisse Cremigkeit zu verleihen. Durch die gesunden Fette der Avocado können fettlösliche Vitamine aus der Nahrung auch besser aufgenommen werden.

Es gibt so viele Lebensmittel, die unserem Körper bei einer abwechslungsreichen Ernährung alles liefern, was er braucht. Selbst der Calcium-Bedarf kann mit viel frischem Obst und Gemüse ganz einfach gedeckt werden.

100 Gramm Mandeln zum Beispiel enthalten im Vergleich zu 100 Milliliter Milch etwa die doppelte Menge an Calcium.

Mohn, Sesam (bzw. Tahin), Mandeln, Brennnesselblätter, Champignons, Grünkohl, Petersilie, Spinat oder anderes grünes Blattgemüse sind nicht nur die Spitzenreiter der pflanzlichen Calcium-Quellen, sie liefern zudem noch viele weitere Mineral- und Nährstoffe.

Was ist mit Soja?

Vielleicht fragst du dich jetzt, warum ich nicht Soja zu der Liste der Milchalternativen hinzugefügt habe. Der Grund dafür sind die umstrittenen Auswirkungen auf die menschlichen Hormone.

Soja enthält sogenannte Isoflavonoide, die zur Gruppe der Phytoöstrogene gehören. Im Körper haben sie einen starken Einfluss auf die endokrinen Funktionen und den Hormonhaushalt. Die Isoflavonoide ähneln in ihrem Aufbau dem weiblichen Fortpflanzungshormon Östrogen. Dies befähigt sie, sich in unserem Körper an die Östrogen Rezeptoren zu binden und dadurch den körpereigenen Hormonhaushalt zu beeinflussen. Bei regelmäßigem Verzehr können sie zur Unfruchtbarkeit führen, eine Östrogendominanz verursachen und sogar die Entstehung von Brustkrebs begünstigen.

Untersuchungen haben gezeigt, dass wenn Soja Säuglingen als Muttermilchersatz gegeben wird, autoimmune Schilddrüsenerkrankungen verursacht werden können. Ebenso reicht das Trinken von nur zwei Gläsern Sojamilch pro Tag aus, um den weiblichen Menstruationszyklus zu verändern.

Dazu kommt, dass der Goitrogen-Gehalt in Soja, den von vielen anderen Lebensmitteln überbietet. Die Goitrogene hemmen in der Schilddrüse die Jod-Aufnahme und begünstigen dadurch die Entstehung von Schilddrüsenerkrankungen, was wiederum zu Gewichtszunahme, Stimmungsschwankungen, schnellen Erkältungen, häufigen Ermüdungserscheinungen und Konzentrationsschwierigkeiten führt.

Soja deaktiviert im Körper auch brauchbare Enzyme. Soja enthält sehr viel Phytinsäure, welche im Körper die Absorption von Nährstoffen und Mineralien wie Calcium, Magnesium, Eisen und Zink blockiert. Anders als die Phytinsäure in Nüssen, Samen und Körner kann die Phytinsäure im Soja nicht durch einfaches Einweichen über Nacht unschädlich gemacht werden.

Soja muss fermentiert werden, um verdaut werden zu können.

Die meisten Asiaten verzehren fermentierte Sojaprodukte wie Miso, Tempeh und Natto. Die Soja-Zusätze, die du vielleicht aus Veggie-Burger, Tofu oder der Babynahrung kennst, sind in der Regel nicht fermentiert und sollten lieber gemieden werden.

Dazu werden die meisten Sojaprodukte, die du kennst, aus gentechnisch veränderten Sojabohnen hergestellt und erhöhen im Körper den Bedarf an Vitamin D und B. Sie stören mit den enthaltenden Trypsin-Inhibitoren die Verdauung der Eiweiße und verursachen eine unnötige Belastung der Bauchspeicheldrüse.

Soja wird in vielen Produkten hinzugemischt. Auch in Produkten, bei denen du es vielleicht am wenigsten erwartest:

- Soja-Milch
- Veggie-Burger
- Soja-Käse
- die meisten Tofu
- Babynahrung
- Getränkemischungen, wie heiße Schokolade, pulverisierter Kaffee etc.
- Getreide und Cracker
- Konserven, wie Paprika, Nudeln, Eintöpfe, Suppen usw.
- Fleischkonserven wie Thunfisch, Hühnchen usw.
- Fertige Dressings, Soßen, Marinaden, Dips, Brotaufstriche, usw.
- Verarbeitete Wurst
- Gewürzmischungen
- Süßigkeiten, Energieriegel, Popcorn, Chips, Cracker, Kekse usw.

Sojaprodukte sollten deshalb bewusst konsumiert werden. Idealerweise sind die Produkte fermentiert und von guter Qualität.

10 DIE GRUNDBAUSTEINE OPTIMALER ERNÄHRUNG

Ich denke, jeder, der sich etwas mit Schlank-und-straff-werden auskennt, stimmt zu, dass die Ernährung ein wichtiger Teil ist.

Einige sagen, dass es 70 Prozent des Erfolgs ausmacht, manche sagen 80 Prozent und manche sogar 90 Prozent. Ich bin der Meinung es sind 100 Prozent.

Und das richtige Training und die Überlastung der Muskulatur sind ebenfalls 100 Prozent. Ausreichend Flüssigkeit aufzunehmen sind auch 100 Prozent. Die richtige Einstellung sind auch 100 Prozent. Ja, ich weiß, wir sind jetzt schon bei 400 Prozent.

Was ich damit sagen will, ist: Die Bausteine des optimalen weiblichen Körpers sind eher Säulen als nur Puzzleteile. Wenn du nur eine dieser Säulen weglässt, bricht die gesamte Struktur zusammen. Jeder einzelne Faktor ist wichtig.

Das heißt, du kannst nicht genug Muskulatur aufbauen, wenn du nicht richtig trainierst.

Deine Muskeln werden nicht wachsen, wenn du deinem Körper nicht die richtigen Nährstoffe zuführst. Deine Muskeln verkümmern, wenn du zu wenig Flüssigkeit aufnimmst. Du wirst deine Erfolge nur langsam erreichen, wenn du nicht mit der richtigen Einstellung und Haltung trainierst.

Ich möchte, dass du eine „Alles-oder-Nichts"-Einstellung zu der Erreichung deiner Fitness- und Gesundheitsziele hast, um dein 100-prozentiges optimales Ergebnis zu erreichen.

Lass uns jetzt über eines der Säulen sprechen, die dir zu deinem idealen Körper verhelfen: die Ernährung.

Der Faktor Ernährung ist im Bereich Fitness und Gesundheit sehr wichtig und kann entweder für dich oder gegen dich arbeiten. Er kann deine Endergebnisse entweder um ein Vielfaches steigern oder reduzieren.

Die Ernährung ist wie mit einer Reihe von Mautstellen entlang der Autobahn des Muskelwachstums zu vergleichen. Nur wenn du bei jeder einzelnen Stelle stehen bleibst und bezahlst, kannst du weiterfahren. Sobald du aufhörst zu zahlen, bleibst du auf der Stelle stehen und kommst nicht mehr weiter.

Die richtige Ernährung hat nichts damit zu tun, dass du dich mit den neusten und fortgeschrittensten Nahrungsergänzungsmitteln zuschüttest.

Es geht viel mehr darum, ein paar gute Mahlzeiten am Tag aufzunehmen und diese mit ein paar gesunden Snacks zu kombinieren. Diese sollen dafür sorgen, dass du alle notwendigen Nährstoffe aufnimmst, um schlanker, gesünder und schöner zu sein.

Das heißt, überleg dir, was du grundsätzlich über den Tag verteilt essen möchtest und musst, um optimal versorgt zu sein. Halte dich an diesen Ernährungsplan, um dadurch das maximale Potenzial aus deinem Training herauszuholen.

Es gibt sechs Grundbausteine der Ernährung, die von Bedeutung sind, wenn du versuchst, Muskeln aufzubauen und Fett zu verlieren.

Die Bausteine sind Kalorien, Proteine, Kohlenhydrate, Fette, Wasser, Vitamine und Mineralien. Proteine,

Kohlenhydrate und Fette sind auch als "Makronährstoffe" bekannt, was so viel wie große Nährstoffe bedeutet.

Wie du diese Makronährstoffe in deine Ernährung integrierst, ist für deinen Erfolg entscheidend.

Die Vitamine, Mineralien und sekundäre Pflanzenstoffe werden auch als "Mikronährstoffe" bezeichnet. Sie sind essenziell für deine körperliche Leistungsfähigkeit. Dein Körper braucht sie für verschiedene physiologische Prozesse des Muskelaufbaus und Fettabbaus.

Wir werden jetzt die einzelnen Faktoren genauer betrachten.

Grundbaustein Kalorien

Wie du schon weißt, ist eine Kalorie eine Maßeinheit für die potenzielle Energie in Lebensmitteln. Dabei ist es egal, ob sie aus Proteinen, Kohlenhydraten oder Fetten stammt. Wie ein Motor braucht auch der Körper Brennstoff, um zu funktionieren. Und genau diesen Brennstoff bekommt er aus der Nahrung.

Ein Gramm Proteine und ein Gramm Kohlenhydrate sind 4 Kalorien. Ein Gramm Fett sind 9 Kalorien.

Der Körper benötigt die Energie aus der Nahrung, um alle möglichen physiologischen Prozesse im Körper durchzuführen.

Das Gehirn, Lunge, Herz, Leber und die Nieren benötigen Energie, um funktionieren zu können.

Die Muskulatur zum Beispiel benötigt Energie, um sich zusammenzuziehen und sich wieder auszudehnen. Der Körper braucht auch Energie, um Muskeln aufzubauen und sogar um Fett zu verlieren.

Es spielen mehrere Faktoren eine wichtige Rolle, wenn es darum geht, zu bestimmen, wie viel Energie der Körper jeden Tag verbrennt und damit auch, wie viele Kalorien gegessen werden sollten, um abzunehmen, Muskeln aufzubauen und diese zu erhalten.

Die Körpergröße, die Menge der Magermasse, die Körpertemperatur, die thermische Wirkung von Lebensmitteln, die Energiemenge, die der Körper benötigt, um die Nahrung zu verarbeiten, Stimulanzien wie Koffein, und die körperliche Aktivität. Sie alle beeinflussen, wie viele Kalorien der Körper jeden Tag verbrennt.

Zu wissen, wie viel Kalorien du benötigst, ist gut und wichtig. Kalorien sind aber nicht das Wichtigste. Wie du bestimmt schon ahnst, wirken sich 150 Gramm Proteine anders auf den Körper aus, als 65 Gramm Fett, obwohl beides in etwa die gleiche Menge an Kalorien enthält.

Grundbaustein Proteine

Der Körper benötigt Eiweiß für so gut wie jeden „Wachstums"-Prozess. Er benötigt Proteine, um Zellen zu erzeugen und zu reparieren und um Hormone und Enzyme zu produzieren.

Unser Körper benötigt auch eine bestimmte Menge an Proteinen, um die optimale Funktion des Immunsystems zu erhalten.

Durch das Trainieren mit Gewichten steigt der Bedarf an Proteinen. Wenn du deinen Körper verändern und mehr schlanke und straffe Muskeln aufbauen möchtest, brauchst du mehr Proteine.

Stelle dir deine Muskeln einfach als einen Proteinspeicher vor. Was denkst du, was passiert, wenn du versuchst, deine Muskulatur aufzubauen und du deinen Körper aber nicht mit den Proteinen versorgst, die er benötigt, um diese Muskeln aufrechterhalten zu können.

Ja genau, er verringert die Muskelmasse, weil er sie nicht erhalten kann.

Es ist also wichtig, dass du jeden Tag ausreichend Proteine zu dir nimmst, damit du Muskulatur aufbauen und erhalten kannst. Dadurch bekommst du deine optimale Figur und deine Muskeln werden fester und straffer.

Ich sehe immer wieder Menschen, die nicht auf ihre Proteine achten und deshalb keine Erfolge erzielen. Sie achten nicht darauf wie viele Proteine sie am Tag zu sich nehmen und lassen wichtige Mahlzeiten einfach aus, weil sie nicht wissen, welche Auswirkungen damit verbunden sind.

Achte demzufolge auf deine Proteine.

Grundbaustein Kohlenhydrate

Die Kohlenhydrate sind wahrscheinlich der am meisten missverstandene, schlecht gemachte und befürchtete Makronährstoff.

Durch das Essen von zu vielen Kohlenhydraten kannst du übergewichtig werden. Aber genauso auch durch zu viele Proteine oder zu viel Fette.

Kohlenhydrate sind also nicht dein Feind. Kohlenhydrate spielen eine wesentliche Rolle beim Muskelwachstum und werden für verschiedene Körperfunktionen benötigt.

Unabhängig von der Art der Kohlenhydrate, die du isst, egal ob Brokkoli oder Apfelkuchen - dein Körper zerlegt die Kohlenhydrate meistens in zwei Substanzen: Glucose und Glykogen.

Glucose ist eine Energiequelle, die von den Zellen genutzt wird, um eine Menge an Aufgaben zu erledigen.

Glykogen ist die Speicherform von Glucose und wird bei einem Überangebot an Kohlenhydraten in den Muskel- und Leberzellen aufgebaut. Bei vermehrtem Energiebedarf kann Glykogen leicht in Glucose umgewandelt werden, um sofort als Energie genutzt zu werden.

Während eines intensiven Trainings verbrennen deine Muskeln die Glykogenspeicher, um mit der Überlast fertig zu werden.

Warum ist dann Brokkoli gut für mich und Apfelkuchen schlecht?

Weil dein Körper auf Brokkoli ganz anders reagiert, als auf ein Stück Apfelkuchen.

Wahrscheinlich hast du schon mal die Begriffe „einfache" und „komplexe" Kohlenhydrate gehört und dich gefragt, was sie bedeuten. Vielleicht hast du auch schon mal etwas von dem glykämischen Index gehört.
Diese Dinge sind eigentlich ziemlich einfach. Der glykämische Index ist ein Maß und gibt an, wie schnell kohlenhydrathaltige Lebensmittel im Körper in Glucose umgewandelt werden, also in Energie.
Je nachdem, wie die Kohlenhydrate nach dem Essen den Blutzuckerspiegel beeinflussen, werden sie auf einer Skala von 0 bis 100 gereiht.
Ein glykämischer Index von 55 und weniger wird als geringer glykämischer Index bezeichnet, 56 bis 69 gilt als mittelmäßig und alles über 70 auf dem Index ist sehr hoch.

Ein „einfaches" Kohlenhydrat ist ein Kohlenhydrat, welches schnell verwertet wird und damit auch einen hohen glykämischen Index besitzt. Lebensmittel mit einem hohen glykämischen Index sind zum Beispiel Zucker, Honig und Wassermelone.
„Komplexe" Kohlenhydrate benötigen dagegen mehr Zeit, um gespalten zu werden und haben dadurch einen niedrigen glykämischen Index. Dazu gehören zum Beispiel Brokkoli, Äpfel und Vollkornbrot.

Es ist hilfreich, den glykämischen Index der Kohlenhydrate zu kennen.
Studien zeigen immer wieder, dass der regelmäßige Verzehr von Kohlenhydraten mit einem hohen glykämischen Index zu einem erhöhten Risiko für Herzkrankheiten, Diabetes und Fettleibigkeit führt.

Lebensmittel mit einem hohen glykämischen Index übernehmen aber auch wichtige Aufgabe und können gezielt eingesetzt werden. Dazu gehen wir etwas später noch genauer ein.

Grundbaustein Fett

Fette stehen dem Körper als dichteste Energiequelle zur Verfügung. Jedes Gramm Fett enthält doppelt so viele Kalorien, wie ein Gramm Kohlenhydrat oder Protein.

Gesunde Fette befinden sich zum Beispiel in Olivenöl, Avocados, Chia Samen, Leinsamen und vielen Nüssen.

Fette helfen dem Körper, andere Nährstoffe, die gegessen werden zu absorbieren, unterstützen die Funktion vom Nervensystem und helfen, die Zellstrukturen und den Hormonspiegel zu regulieren.

Fette unterscheiden sich in verschiedenen Formen, die auch eine unterschiedliche Wirkung auf den Körper haben.

Gesättigte Fettsäuren sind eine Form von Fett, die vor allem in tierischen Produkten wie Fleisch, Milchprodukten und Eigelb enthalten sind. Einige pflanzliche Lebensmittel wie Kokosöl, Palmöl und Palmkernöl sind auch reich an gesättigten Fettsäuren.

Einfach ungesättigte Fette (wie Olivenöl) sind bei Raumtemperatur flüssig und verfestigen sich, wenn man sie in den Kühlschrank stellt.

Mehrfach ungesättigte Fettsäuren sind in großen Mengen in den Ölen von Samen und Körnern enthalten, wie Leinsamenöl. Mehrfach gesättigte Fettsäuren sind bei Raumtemperatur flüssig und bleiben flüssig, wenn man sie kühlt.

Transfettsäuren (Transfette) sind eine wissenschaftlich modifizierte Form von gesättigten Fettsäuren. Transfettsäuren sind künstlich veränderte Fettsäuren, die Lebensmittel länger haltbar machen sollen.

Viele verpackte Lebensmittel im Supermarkt enthalten Transfettsäuren. Dazu gehören z.B. Popcorn, Joghurt, Erdnussbutter und Tiefkühlkost wie Tiefkühlpizza, verpackte Backwaren, Kuchen, etc.

Auch frittierte Lebensmittel werden oft in Transfettsäuren gegart. Diese Art Fett liefert für den Körper nichts Positives und wirkt sich sehr schädlich auf die Körperzellen aus. Sie fördert verschiedene Arten von Krankheiten und Folgeschäden.

Grundbaustein Wasser

Unser Körper besteht zu fast 70 Prozent aus Wasser. Auch die Muskeln bestehen zu etwa 70-80 Prozent aus Wasser.

Das Wasser ist für die Zellprozesse innerhalb der Muskeln und Organe sehr wichtig. Es hilft die Nahrung zu verdauen, Nährstoffe zu absorbieren und diese im Körper zu verteilen. Wasser fördert auch den Stoffwechsel, hilft beim Abnehmen und eingelagerte Fette zu verstoffwechseln.

Wasser reduziert auch unnötige Wasseransammlungen im Körper. Trinken wir zu wenig Wasser, wird unnötiges Wasser im Körper gespeichert, was zu Schwellungen führt. Trinken wir mehr, hilft das Wasser die angesammelte Flüssigkeit aus dem Körper zu entfernen.

Durch eine ausreichende Hydrierung wird die Flüssigkeit im Gelenk besser verteilt, umgebende Weicheteile mehr gepolstert und die Gefahr von Verletzungen während des Sports reduziert.

Wasser reinigt außerdem das Blut, hilft Giftstoffe aus dem Körper zu schwemmen und Hautunreinheiten zu beseitigen.

Wenn der Körper dehydriert, dann wird jeder physiologische Prozess im Körper negativ beeinflusst. Giftstoffe und Fette werden schneller eingelagert, der Körper energielos und anfälliger für Verletzungen und Krankheiten.

Das Institut of Medicin hat im Jahr 2004 empfohlen, dass Frauen etwa 2 1/2 Liter Wasser und Männer 3 1/2 Liter Wasser pro Tag trinken sollten.

Es ist auch zu beachten, dass wir Wasser über die Nahrung aufnehmen. Eine durchschnittliche Person nimmt etwa 80 Prozent ihres Wassers durch Trinken auf und die restlichen 20 Prozent aus der Nahrung.

Wichtig ist, dass du nicht Leitungswasser, sondern gefiltertes und gereinigtes Wasser trinkst.

Es gibt einen großen Unterschied zwischen dem Trinken von sauberem, alkalischem Wasser, welches der Körper in vollem Umfang nutzen kann, und dem säurehaltigen Wasser aus Plastikflaschen oder Leitungswasser, was dem Körper eher schadet. Ein Umkehr-Osmose-Filter hilft, das Wasser zu filtern.

Auch der Zeitpunkt an dem wir Wasser trinken ist sehr wichtig. Trinken wir zwei Gläser Wasser direkt nach Aufstehen, wird die Verdauung angeregt und die Funktion der inneren Organe unterstützt.

Wasser am Abend hilft uns, über die Nacht hydriert zu bleiben und fördert die Regeneration.

Grundbaustein Vitamine und Mineralien

Vielen ist die Bedeutung von Vitaminen und Mineralien völlig unbekannt. Sie kaufen sich die neusten "Fatburning"-Pillen die eine „geheime Mischung" an ausgefallen klingenden Verbindungen enthalten, aber nur wenige von ihnen setzen auf Obst und Gemüse. Auf Vitamine und Mineralien.

Unser Körper benötigt täglich ein breites Spektrum an Vitaminen und Mineralien, um Millionen von intelligenten Funktionen durchführen zu können. Er benötigt spezielle Nährstoffe, die den Stoffwechsel anregen, die Körpertemperatur erhöhen und eine gesunde Fettverbrennung ermöglichen. Vitamine und Mineralien sind genau so wichtig, wie Proteine, Kohlenhydrate, Fette und Wasser.

Idealerweise sollten wir alle unsere Vitamine und Mineralien über die Nahrung aufnehmen.

Ein guter Anfang ist mehr Obst und Gemüse in die Ernährung zu integrieren. Du bekommst die meisten Vitamine und Mineralstoffe aus den Lebensmitteln, wenn du sie nicht über 40-50 Grad erhitzt.

Integriere auch stückweise mehr Superfoods wie Grünkohl und Gerstengras in deine Ernährung. Sie liefern überdurchschnittlich viele Nährstoffe und haben eine positive Wirkung auf den Körper. Besonders heutzutage, wo Obst und Gemüse unreif gepflückt werden, ist eine Integration von nährstoffreichen Lebensmitteln sehr wichtig.

Leider sind heute viele Böden, auf denen unser Obst und Gemüse wächst, erschöpft. Das heißt, dass viele Pflanzen auch einen Mangel an Mineralstoffen haben.

Aus diesem Grund ist es sinnvoll, wenn wir die Mineralstoffe aus verschiedenen Quellen aufnehmen.

Auch Ballaststoffe sind sehr wichtig

Ballaststoffe sind eine Art von Kohlenhydraten und eine wichtige Substanz von Pflanzen. Sie helfen, den Zucker aus der Nahrung nur langsam in das Blut freizusetzen. Dadurch schützen sie vor Heißhunger und steigern das Sättigungsgefühl.

Ballaststoffe reinigen auch den Körper. Sie wirken wie ein Schwamm, indem sie die Giftstoffe in uns aufsaugen und über den Stuhl aus dem Körper hinaustransportieren.

Leinsamen, Chia Samen, Flohsamenschalen, Linsen, Bohnen, Beeren, Nüsse, Brokkoli, Rosenkohl und viele Obstsorten sind reich an Ballaststoffen.

11 WAS DU ESSEN UND WAS DU LIEBER LASSEN SOLLTEST

In diesem Kapitel zeige ich dir, was du essen solltest und welche Nährstoffe dein Körper benötigt.

Ich zeige dir, welche verschiedenen Arten von Proteinen, Kohlenhydraten und Fetten es gibt und welche du essen und welche du eher vermeiden solltest.

Und ich zeige dir Regeln, die dir helfen werden, deine Fitness- und Gesundheitsziele zu erreichen.

Arten von Proteinen

Es gibt Proteine aus natürlichen Lebensmitteln oder Proteine aus künstlichen Nahrungsergänzungsmitteln.

Natürliche Proteine findest du z.B. in Lebensmitteln wie Mandeln, brauner Reis, Quinoa, Buchweizen, Bohnen, Fleisch und Fisch.

Proteinergänzungen sind oft pulverförmige oder flüssige Lebensmittel, die Eiweiß aus verschiedenen Quellen enthalten, wie zum Beispiel Molke, Eier und Soja - das sind die drei häufigsten Proteinquellen in Nahrungsergänzungsmittel.

Ich persönlich bevorzuge Proteinergänzungen auf natürlicher, pflanzlicher Basis. Sie sind natürlich hergestellt, von hoher Qualität und bestehen aus Proteinquellen wie Quinoa, brauner Reis, Erbsen und Hanf.

Oft wird behauptet, dass bei einer fleischfreien Ernährung die Proteine sorgfältig kombiniert werden müssen, um sicherzustellen, dass der Körper immer mit dem „vollständigen" Protein versorgt ist, also allen Aminosäuren, die zum Gewebeaufbau benötigt werden.

Diese Theorie und die fehlerhaften Forschungen, auf der diese Behauptung basiert, wurde von dem Massachusetts Institut of Technology als Mythos entlarvt.

Dieser Mythos sitzt aber immer noch tief und geistert in unseren Köpfen.

Klar ist, es gibt pflanzliche Proteinquellen, die weniger Aminosäuren enthalten, als andere Proteinformen. Genauso gibt es aber auch natürliche pflanzliche Lebensmittel, die ein vollständiges Aminosäurenprofil aufweisen.

Ich empfehle dir aus vielen Gründen, lieber auf natürliche und pflanzliche Proteinquellen zurückzugreifen. Eine Menge verschiedenster Nahrungsergänzungsmittel bestehen aus künstlich hergestellten, synthetischen Stoffen, die deinem Körper mehr schaden, als dir helfen.

Als Faustformel gilt, alle Quellen, die natürlich sind, sind besser als synthetisierte Stoffe.

Dabei gibt es noch ein paar Dinge, die du bei der Aufnahme von Proteinen wissen solltest.

Als Erstes die Frage, wie viel Protein du in einer Portion überhaupt aufnehmen kannst. Die Studien, die es dazugibt, sind sehr widersprüchlich und umstritten, vor allem, weil das Thema an sich sehr komplex ist.

Deine Genetik, dein Stoffwechsel, dein Verdauungstrakt, die Gesundheit und dein Lifestyle sind alles Faktoren, die dabei eine wichtige Rolle spielen.

Dein Körper sollte aber kein Problem damit haben, 30 bis 40 Gramm Proteine pro Mahlzeit aufzunehmen.

Einen ebenso wichtigen Punkt, den du über Proteine wissen solltest, ist der, dass die unterschiedlichen Proteine mit einer unterschiedlichen Geschwindigkeit verdaut werden. Einige Proteine werden vom Körper besser als andere aufgenommen und verwertet.

Das Protein vom Rindfleisch wird zum Beispiel schnell verdaut. Etwa 70-80% von dem, was gegessen wurde, wird vom Körper genutzt.

Fisch und das Reisprotein aus braunem Reis gehören ebenfalls zu den schnell verdaulichen Proteinen.

Das Ei- und Hanfprotein werden dagegen viel langsamer als das Rind- und Reisprotein verdaut.

Es ist wichtig, die Verdauungsgeschwindigkeiten von den Proteinen zu kennen, um den täglichen Eiweißbedarf optimal decken zu können. Schnell verdauliche Proteine eignen sich hervorragend für Mahlzeiten vor und nach dem Training, um den Aminosäurespiegel im Blut zu erhöhen und dadurch das Muskelwachstum zu stimulieren.

Die langsam verdaulichen Proteine isst du am besten zwischen den Mahlzeiten und in der letzten Mahlzeit vor dem Schlafengehen. So verbesserst du die Regeneration der Muskulatur.

Schnell verdauliche Proteine (vor und nach dem Training)	Langsam verdauliche Proteine (zwischen den Mahlzeiten und vor dem Schlafengehen)
Reisprotein aus braunem Reis Erbsenprotein Spirulina Weizengras Gerstengras Dunkel grünes Blattgemüse Grüne Smoothies Sprossen wie Alfalfa, Buchweizen, Quinoa,.. rotes Fleisch (wie Rindfleisch)	Hanfprotein Nüsse (wie Mandeln, Pekannüsse, Pistazien und Walnüsse) Bio-Eier Leinsamenöl Helles Fleisch Fisch (einige Fischsorten sind auch schnell verdaulich)

Alwin Penner

Arten von Kohlenhydraten

Die tägliche Kohlenhydrataufnahme ist äußerst wichtig, um Muskulatur aufzubauen und stärker / fitter zu werden. Kohlenhydrate sind der Treibstoff für deine Workouts und ermöglichen es, dass du deine Muskulatur richtig überlastest. Sie spielen sowohl vor als auch nach dem Training eine entscheidende Rolle.

Unabhängig davon, wie viele Kohlenhydrate du pro Tag essen solltest, gibt es eine einfache Regel, wann du welche Kohlenhydrate essen sollst:

Esse etwa 30 Minuten vor und 30 Minuten nach deinem Training Kohlenhydrate mit einem hohen glykämischen Index, also einem glykämischen Index von etwa 70-90.

Indem du solche Kohlenhydrate vor dem Training isst, bekommst du für dein Training die Energie, die du brauchst.

Indem du die Kohlenhydrate nach dem Training isst, kannst du einen Glykogenmangel verhindern. Dadurch hilfst du deinem Körper, in einen Muskel aufbauenden Zustand zu kommen und verlierst kein Muskelgewebe.

Meine Lieblings-Kohlenhydrate vor und nach dem Training sind Bananen oder ein Stück einer Wassermelone. Es gibt auch eine Menge anderer guter Lebensmittel, die einen hohen glykämischen Index haben, wie gebackene Kartoffeln, Salzkartoffeln und Datteln.

Vielleicht kommen jetzt einige auf die Idee, vor und nach dem Training Haushaltszucker zu essen, weil dieser einen hohen glykämischen Index hat.

Wie du schon weißt, ist das keine gute Idee, denn üblicher Haushaltszucker ist Gift für deinen Körper. Es ist also keine gute Lösung.

Alle Kohlenhydrate, die du sonst über den Tag verteilt isst, sollten einen mittleren oder ganz niedrigen glykämischen Index haben, also weniger als 60.

Es ist wirklich so einfach. Wenn du diese Regeln befolgst, wirst du viele Probleme vermeiden und ungewollte

Energiehöhen und Energietiefen verhindern. Gleichzeitig reduzierst du das Risiko für Krankheiten, die durch den regelmäßigen Verzehr von Kohlenhydraten mit einem hohen glykämischen Index entstehen.

Am besten reduzierst du Lebensmittel wie Zucker, Weißbrot, Junkfood, weiße Nudeln, Kekse, Waffeln und Cornflakes sehr stark aus deinem Ernährungsplan.

Ich würde dir nicht empfehlen, diese Arten von verarbeiteten Lebensmitteln vor oder nach dem Training zu essen, weil sie für deinen Körper einfach nicht gut sind.

Sogar einige Früchte, wie Wassermelonen und Datteln sind schlechte Alltags-Lebensmittel, weil sie einen sehr hohen glykämischen Index haben. Sie sollten daher am besten gezielt vor oder nach dem Training gegessen werden.

Hier sind einige gesunde und leckere Kohlenhydrate, die du in deine tägliche Ernährung einbauen kannst:

Lebensmittel mit hohem glykämischen Index (>70)
Verzehr 30 Minuten vor und nach dem Training:

Obst: Wassermelone, Banane, getrocknete Datteln

Gemüse: Gebackene Kartoffel, Salzkartoffel, gekochte Möhren, Kürbis

Lebensmittel mit mittlerem glykämischen Index (55-70)
Verzehr während des ganzen Tages:

Obst: Ananas, Mango, Weintrauben, Papayas, Honigmelone

Gemüse: Mais, Rote Bete

Getreide, Reis und Hülsenfrüchte: Basmatireis, brauner Reis, Buchweizen, Hirse

Lebensmittel mit niedrigem glykämischen Index (<55)
Verzehr während des ganzen Tages:

Obst: Pfirsich, Apfel, Orangen, Birnen, Beeren, Pflaumen, Mandarine, Clementine, Kirschen, Kiwis, Grapefruit, Feigen, frische und getrocknete Aprikosen, Avocado

Gemüse: rohe Möhren, Aubergine, Zucchini, Rotkohl, Brokkoli, Tomate, grünes Blattgemüse, Artischocke, Blumenkohl, Knoblauch, Zwiebel, Meerrettich, Paprika, Radieschen, Rosenkohl, Spargel, Spinat, Brennnessel, Chicorée, Sellerie

Nüsse und Samen: Erdnüsse, Haselnüsse, Kürbiskerne, Leinsamen, Mandeln, Sesam, Sonnenblumenkerne, Walnüsse

Getreide, Reis und Hülsenfrüchte: Linsen, grüne Bohnen, Erbsen, Kichererbsen, Kidney Bohnen, Quinoa, Amaranth, Wildreis

Arten von Fett

Es ist ziemlich einfach, ausreichend gesunde Fette am Tag aufzunehmen, wenn du dich an diese Regeln hältst:

Halte deine tägliche Aufnahme von gesättigten Fetten relativ niedrig. Am besten unter 15% der Gesamtkalorien. Gesättigte Fettsäuren sind in Lebensmitteln wie Fleisch, Milchprodukte, Eier, Kokosöl, Speck und Schmalz enthalten. Wenn ein Fett bei Raumtemperatur fest ist, dann ist es ein gesättigtes Fett. Eine Ausnahme ist das Kokosöl, weil es sich bei den gesättigten Fettsäuren um mittelkettige Verbindungen handelt. Kokosöl ist eine besonders gute Quelle für gesättigte Fettsäuren.

Vermeide Transfette komplett. Transfette sind die schlimmste Art von Fetten, weil sie künstlich hergestellt sind, um die Produkte länger haltbar zu machen. Transfette findest du vor allem in verarbeiteten Lebensmitteln, wie zum Beispiel Kekse, Kuchen, Pommes und Donuts. Alle Lebensmittel, die „hydriertes Öl" oder „teilweise hydriertes Öl" enthalten,

enthalten wahrscheinlich auch Transfette.

Die meisten deiner Fette solltest du aus ungesättigten Fetten, wie Olivenöl, Leinsamenöl, Sesamöl, Avocados oder Nüssen erhalten. Wenn ein Fett bei Raumtemperatur flüssig ist, ist es eine ungesättigte Fettsäure.

Was ist mit Natrium?

Der durchschnittliche deutsche Ernährungsstil enthält viel zu viel Natrium.

Das Institute of Medicine empfiehlt für die meisten Erwachsenen 1.500 Milligramm bis maximal 2.300 Milligramm Natrium pro Tag als angemessene Aufnahmemenge.

Die meisten essen jedoch viel mehr als das. Ein durchschnittlicher Deutscher isst bis zu 3.436 Milligramm Natrium pro Tag.

Es ist überraschend einfach zu viel Natrium aufzunehmen. Ein Teelöffel Kochsalz enthält schon 2.300 mg Natrium. Das heißt, ein Teelöffel Kochsalz enthält bereits die empfohlene Obergrenze für die Natriumaufnahme.

Ich empfehle dir, deine Natriumaufnahme zu kontrollieren und diese unter die empfohlene Obergrenze zu bringen. Eine chronisch hohe Natriumaufnahme ist nicht nur schlecht für dein Aussehen, sie kann auch zu Bluthochdruck und sogar zu Herzerkrankungen führen.

Das, was du wahrscheinlich eher brauchst, ist mehr Kalium. Kalium ist wichtig, weil es die Flüssigkeiten der Zellen in Balance bringt. Natrium saugt das Wasser rein und Kalium pumpt es wieder raus.

Laut dem Institut of Medicine sollten wir Natrium und Kalium mit etwa einem Verhältnis von 1 zu 2 aufnehmen. 4.600mg Kalium pro Tag sollte also eine ausreichende Menge für einen Erwachsenen sein.

Es gibt viele natürliche Quellen von Kalium, wie beispielsweise Fisch, Brokkoli, Erbsen, Süßkartoffeln, Bohnen, Löwenzahn, Bananen und Nüsse.

Das Fazit

Vielleicht findest du dieses Kapitel etwas schwer verdaulich.
Manche haben es wirklich schwer und durchleben eine harte Zeit, um von ihren ungesunden Essgewohnheiten loszulassen.

Es gibt zwei Vorteile der Ernährungsumstellung, die dich motivieren können:

1. Falls das für dich eine komplett neue Art des Essens ist, wirst du dich viel besser als vorher fühlen. Du wirst keine extremen Energiehöhen und −tiefen mehr haben und dich nicht mehr ständig träge fühlen müssen.

2. Es wird tatsächlich dazu kommen, dass du gesunde Lebensmittel genießen wirst. Auch wenn dir diese Lebensmittel am Anfang nicht gut schmecken werden, wenn du sie in deine Tagesroutine einplanst, isst du bald braunen Reis und Obst anstatt Donuts und Toastbrot. Dein Körper wird sich an die neuen Lebensmittel gewöhnen.

Unterschätze nicht die Bedeutung von dem, was du in diesem Kapitel gelernt hast.
Die Arten von Proteinen, Kohlenhydraten und Fette, die du essen wirst, werden nicht nur deine Gesundheit beeinflussen, sondern auch bestimmen, wie du aussiehst.
Isst du schlechte Lebensmittel, wirst du aufgeblasen und geschwollen aussehen. Isst du gute Lebensmittel, wirst du schlank und straff aussehen. Es ist wirklich so einfach.

12 WARUM EINFACH BESSER IST

Sobald Lebensmittel über 40° C erhitzt werden, sterben viele der darin enthaltenen lebensnotwendigen Enzyme. Enzyme sind die kleinen Helfer, die unser Körper benötigt, um verschiedene Körperfunktionen optimal ausführen zu können.

Fast 2/3 unserer Energie wird für die Verdauung von Lebensmitteln benötigt. Forschungen zeigen, dass die langlebigsten Menschen auf der Erde nicht übermäßig viel, sondern natürlich und nährstoffreich essen.

Viele, die anfangen mehr natürliche, pflanzliche und rohe Lebensmittel zu essen, staunen darüber, wie sich das auf ihre Gesundheit auswirkt. Sie verlieren an Gewicht und fühlen einen Energieschub, den sie so vorher noch nie erlebt haben.

Das gesündeste Essen besteht aus Lebensmittel die in sich selbst noch Lebensenergie tragen. Also die Fähigkeiten haben zu wachsen, wenn sie eingepflanzt werden würden. Wenn du zum Beispiel eine Tomate oder einen Apfel einpflanzt, und daraus eine Tomatenpflanze oder ein Apfelbaum entstehen würde.

Sobald du für ein Rezept etwas zu einer Paste oder zu Pulver verarbeitest, verliert es etwas dieser Lebensenergie. Die

Vitalität der Lebensmittel wird noch für vielleicht eine Stunde vorhanden sein, bis dann schließlich die Oxidation einsetzt und wichtige Vitalstoffe verloren gehen.

Es ist mit Sicherheit noch gut. Aber nicht mehr optimal.

Die optimalen Lebensmittel, die dir wirklich Vitalität und Lebensenergie geben, sind frisches Obst und Gemüse, welche im besten Fall direkt von einem Baum, Strauch oder Rebe gepflückt werden und dann ganz oder gemixt gegessen werden.

Zum Beispiel kannst du einfach Erdbeeren und Bananen in einer Schüssel in Scheiben schneiden und etwas Zimt auf die Oberseite streuen und voilà: Dein Frühstück ist fertig.

Für ein Snack, wirf etwas Sellerie, Mango und Grünkohl in einen Mixer mit etwas Wasser und voilà: Deine Zwischenmahlzeit ist fertig.

Es geht schnell. Es ist leicht. Es ist gesund und bringt uns in Top-Form.

Essen sollte uns Energie geben, und nicht müde und krank machen. Es soll uns wohlfühlen lassen, uns den ganzen Tag lang mit Energie versorgen.

Versuch also Lebensmittel zu essen, die du auch in der Natur finden würdest.

Noch ein Tipp. Zermahle deine Leinsamen lieber frisch zu Hause. Wenn du sie zermahlst, hast du etwa 30-60 Minuten, in denen du die volle Nährstoffqualität genießen kannst. Sobald sie gemahlen sind, setzt die Oxidation ein und es gehen einige wertvolle Vitalstoffe verloren.

Das Gleiche gilt für alles, was entsaftet oder gemixt wird. Versuch deine Mahlzeiten also so frisch wie möglich zu verzehren.

Es müssen also nicht immer komplizierte Zwischenmahlzeiten oder aufwendige Gerichte sein. Manchmal sind die einfachsten und schnellsten Lösungen auch die besten.

13 WIE UND WARUM ESSEN

Wenn du das nächste Mal etwas isst, achte einmal darauf, wie du isst und vor allem, wie du kaust. Meistens kauen wir nur oberflächlich, bis die Textur der Lebensmittel weich geworden ist und schlucken dann das Essen herunter und freuen uns schon auf das nächste noch unberührte frische und knackige Stück.

Wir mögen das Gefühl auf der Zunge und die Art, wie das feste und noch knackige Essen zwischen den Zähnen und der Zunge zerquetscht wird. Und wenn dieses frische und knackige Gefühl weg ist, schlucken wir das Stück herunter und freuen uns schon auf den nächsten Bissen...Richtig?

Jetzt achte mal darauf, was du schluckst. Wie groß sind die Stücke? Wie verdaut (zerkaut) sind sie wirklich? Hat dir jemand mal gesagt, dass das Essen vor dem Schlucken vollständig zu einer verflüssigten Paste zerkaut werden muss? Glaubst du, dass sich diese ungekauten Brocken im Magen einfach auflösen?

Hast du eine Idee davon, was wir von unserem Magen und Verdauungssystem mit schlecht gekautem Essen abverlangen? Weißt du jetzt, warum du nach dem Essen so aufgebläht und müde bist? Oder warum du nach dem Essen nicht mehr Energie als vor dem Essen hast?

Essen dient uns als Brennstoff. Heutzutage essen die meisten aus den falschen Gründen. Sie essen wegen der Stimulation, dass ihnen das Essen gibt. Sie wollen die süße oder salzige Textur auf der Zunge spüren und die knackige Textur genießen.

Solange es ihnen schmeckt und es sie gut fühlen lässt, kümmern sie sich nur wenig darum, welche Nährstoffe enthalten sind. Hauptsache sie haben für weitere vier Stunden ausreichend Energie, um überleben zu können. Habe ich recht?

Es geht nur um eine vorübergehende Stimulation. Aber etwas in ihrem Hinterkopf weiß, dass das jetzt nicht wirklich gesund für sie ist.

Jedes Molekül, das wir aufnehmen, macht uns entweder krank oder gesund, schlank oder dick, schön oder hässlich. Es gibt keine Neutralität.

Essen dient uns als Energiequelle, mit der wir unsere Träume leben können.

Kau dein Essen

Viele kauen ihr Essen zu kurz. Sie denken viel zu oft an den Geschmack und weniger daran, was für Auswirkungen das Essen auf unsere Verdauung und Gesundheit hat. Das Essen wird dann nur zur Hälfte zerkaut und dann sofort runter geschluckt.

Alles, was wir über den Mund aufnehmen, muss so lange gekaut werden, bis es eine cremige Masse ist und es keine Klumpen mehr enthält. Da unser Magen keine Zähne hat, würden diese Stücke halb verdaut durch den Körper wandern und verschiedene Probleme verursachen.

Wenn du anfängst, dein Essen bewusst zu kauen, wirst du merken, wie viel mehr Nutzen du aus deiner Nahrung bekommst. Es wird deine Energie steigern, dich nach dem Essen nicht so müde fühlen lassen, deine Verdauung verbessern, dein Muskelwachstum erhöhen und dich beim Fettabbau unterstützen.

Warum Smoothies

Smoothies sind Säfte, die aus frischem Obst und Gemüse hergestellt sind. Durch ihre flüssige Form sind die Nährstoffe und Ballaststoffe für den Körper leichter verwertbar. Smoothies versorgen den Körper auch mit viel Energie, liefern schützende Antioxidantien und sind eine einfache Möglichkeit, um das Immunsystem zu stärken.

Ein gemixter Smoothie ist oft eine komplette Mahlzeit und hält für mehrere Stunden satt.

Für die Zubereitung eines Smoothies gilt als Grundregel: Hälfte Blattgemüse, Hälfte Obst (oder weniger) und etwas Wasser. Mach dir keinen Smoothie, der nur aus Obst besteht, er enthält zu viel Zucker. Das Geheimnis eines gesunden Smoothies liegt im Blattgemüse.

Grünes Blattgemüse enthält fast alle Aminosäuren, Mineralstoffe, Enzyme und sekundäre Pflanzenstoffe, die wir benötigen. Das Problem ist oft, dass die Zellschicht des Gemüses extrem hart ist. Um an die Nährstoffe zu kommen, muss die Zellulose zunächst aufgebrochen werden.

Genau das erfordert ein langes und intensives Kauen. Das ist der Grund, warum Pferde und Kühe scheinbar den ganzen Tag lang kauen.

Auch wenn wir intensiv kauen, ist unsere Magensäure in der Regel nicht stark genug, um die Zellschicht des Gemüses zu verdauen. Die wertvollen Nährstoffe der grünen pflanzlichen Lebensmittel können dann nur kaum genutzt werden. Das ist eines der Gründe, warum so viele Vegetarier, Veganer und Rohköstler so dünn sind. Sie können ihre Nährstoffe nicht verdauen und aufnehmen. Sie sind oft unterernährt, obwohl sie die richtigen Lebensmittel essen.

Du kannst deine Magensäure stärken, indem du z. B. regelmäßig Apfelessig mit Wasser verdünnt trinkst. (1 Esslöffel Apfelessig mit 0,5 Liter stilles Wasser).

Eine andere Möglichkeit, um die Nährstoffe aus dem Blattgemüse, Gemüse und Obst besser aufzunehmen, ist ein Hochgeschwindigkeitsmixer. Er verarbeitet die Zutaten eines Smoothies zu einem flüssigen Saft und erleichtert unserem Körper dadurch die Nährstoffaufnahme.

Es ist sehr empfehlenswert, 1 bis 2 Tassen dunkel grünes Blattgemüse pro Tag zu verzehren. Mit etwas Obst, Wasser und einem Hochgeschwindigkeitsmixer ist dies ganz einfach.

Um während des Tages viele Nährstoffe aufzunehmen und den Körper mit Energie zu versorgen, trinke pro Tag mindestens ein oder zwei grüne Smoothies.

Smoothie-Ideen

1. Grünkohl, ungesüßte Kokosmilch, Kirschen, Heidelbeeren
2. Spinat, Wasser, Pfirsiche, Banane
3. Grünkohl, Wasser, Himbeeren, grüner Apfel, Staudensellerie
4. Spinat, Wasser, Ananas, Mango, Banane

Zubereitung der Smoothies:
1. Grünes Blattgemüse und flüssige Zutat in den Mixer geben und fein pürieren, bis alle grünen Klumpen verschwunden sind.
2. Restliche Zutaten dazugeben und alles auf höchster Stufe glatt pürieren.

14 WIE DU DEINE MAHLZEITEN PLANEN KANNST, UM DEINEN FORTSCHRITT ZU OPTIMIEREN

Der Ernährungsplan der meisten Menschen ist so aufgebaut, dass er sie Stück für Stück dicker anstatt dünner macht. Sie lassen ihr Frühstück aus, haben Junkfood zum Mittagessen, kommen ausgehungert nach Hause, haben ein großes Abendessen mit Nachtisch und runden ihren Tag mit Chips und Popcorn vorm Fernseher ab.

Genau damit ruinieren sie ihren Stoffwechsel und setzen überschüssiges Fett an.

In diesem Kapitel möchte ich dir die Grundprinzipien zeigen, mit denen du deine Mahlzeiten über den Tag verteilt planen kannst.

Planung der Makronährstoffe

Du solltest alle 5-7 Stunden Proteine zu dir nehmen. Das bedeutet, dass du ca. 2-3 Mal am Tag gezielt Proteine zu dir nehmen solltest. Du kannst die Proteine in Form von Shakes oder proteinreichen Mahlzeiten aufnehmen.

Die meisten deiner Kohlenhydrate solltest du vor und nach deinem Training essen. In dieser Zeit braucht dein Körper sie am meisten.

Du solltest vorm Schlafengehen keine Kohlenhydrate essen. Das ist etwas, was du bestimmt schon öfters gehört hast. Diese Regel geistert schon seit Längerem umher. Aber meistens mit einer falschen Erklärung.

Es gibt keine wissenschaftlichen Belege, dass du durch die Kohlenhydrate am Abend Fett zunimmst. Richtig ist jedoch, dass es dich beim Abbau deines Fettes hindert. Wie?

Dein Körper benötigt Insulin, um diese Kohlenhydrate zu verarbeiten und zu absorbieren. Dieses Insulin stoppt die Nutzung von Fett als Energiequelle. Dein Körper verbrennt das meiste Fett während des Schlafens.

Mit einem zu hohen Insulinspiegel schlafen zu gehen, verlangsamt unseren Stoffwechsel.

Mit dem Thema Insulin ist auch die Produktion von Wachstumshormonen verbunden. Studien zeigen, dass die Produktion und Verarbeitung von Insulin, die Produktion und Verarbeitung der Wachstumshormone beeinflusst. Diese Wachstumshormone haben wiederum eine starke Fett verbrennende Wirkung. Der größte Teil der Wachstumshormone wirkt während des Schlafs.

Wenn deine Insulinwerte kurz vorm Schlafen hoch sind, werden weniger Wachstumshormone ausgeschüttet und deine Fettverbrennung verlangsamt.

Es gibt normalerweise keine Notwendigkeit, kurz vorm Schlafen viele Kohlenhydrate zu essen. Es ist vorteilhaft, nach dem Abendessen um ca. 18 Uhr alle Kohlenhydrate raus zu lassen und den Insulinwert so gering, wie möglich zu halten.

Die Aufnahme von Fett kann über den gesamten Tag verteilt werden. Ich persönlich bevorzuge es morgens einen Esslöffel Udo's Omega-3-Öl zu trinken. Das muss aber nicht unbedingt dieses Öl sein. Es reicht auch, wenn du auf eine andere gesunde Fettquelle zurückgreifst.

Was sollte ich vor dem Training essen?

30 Minuten vor dem Training solltest du ca. 20 Gramm Kohlenhydrate mit einem hohen glykämischen Index zu dir nehmen.

Die Kohlenhydrate geben dir die Energie, die du für dein Training brauchst, und lösen die Insulinproduktion aus, was sehr gut ist. Dieses Insulin wirkt gegen Effekte von Cortisol, steigert die Durchblutung der Muskulatur und die Proteinsynthese.

Was sollte ich nach dem Training essen?

Viele sind überrascht, wenn sie erfahren, wie wichtig das Essen nach dem Training ist.

Studien zeigen immer wieder, dass Proteine und Kohlenhydrate nach dem Training die Regenerationszeit unterstützen, das Muskelwachstum steigern, die Fettverbrennung verbessern und die Leistung erhöhen.

Nach dem Training nimmt dein Körper Glucose, Glykogen und Aminosäuren besser als sonst auf.

Wenn du also nicht kurz nach dem Training isst, verpasst du es, deine Ergebnisse zu beschleunigen und dein Ziel schneller zu erreichen.

Am besten isst du innerhalb einer Stunde nach dem Training Kohlenhydrate und Eiweiß.

Für die meisten Frauen sind etwa 50 Gramm Kohlenhydrate mit einem normalen bis hohen glykämischen Index und 20 Gramm Proteine ideal.

Diese Empfehlung gilt für Gewichtstraining und nicht für Cardioübungen. Beim Cardio brauchst du keine Kohlenhydrate, weil sie den Glucosespeicher nicht so stark aufbrauchen, außer es ist ein wirklich sehr anstrengendes Cardio-Training, das länger als eine Stunde geht und mit verschiedenen Sprintübungen verbunden ist.

Was sollte ich vor dem Schlafen essen?

Deine letzte Mahlzeit sollte idealerweise aus langsam verdaulichem Protein bestehen. Wenn du dieses direkt vorm Schlafen isst, werden die Aminosäuren während des Schlafs aufgenommen. Dadurch können die Muskeln in der Nacht repariert und die Regeneration deutlich beschleunigt werden.

Eine natürliche Quelle für langsam verdauliches Protein ist Hanfprotein aus Hanfsamen.

Wie ist es mit einem Cheat Day?

Viele, die dabei sind abzunehmen, sprechen oft auch von Cheat Days. Die Idee dahinter ist, dass du während der Woche auf deine Ernährung achtest und am Wochenende total eskalierst und alles isst, worauf du Lust hast.

Es gibt jedoch eine intelligentere Lösung. Denk anstatt an Cheat Days lieber an Cheat Mahlzeiten. Warum?

Eine wirklich kräftige Mahlzeit kann deine psychologische Motivation steigern. Es hilft dir dabei, deine Ernährung konstant und dauerhaft umzustellen, und das ohne dem Gefühl immer auf alles „verzichten" zu müssen.

Es gibt aber auch einen körperlichen Effekt, wenn du an einer oder zwei Mahlzeiten in der Woche versuchst, viel zu essen. Studien zeigen, dass dies deinen Stoffwechsel anregt.

Wichtiger ist jedoch, dass diese Cheat Mahlzeiten Einfluss auf das Hormon Leptin haben. Dieses Hormon regelt Hunger, Stoffwechsel, Appetit, Motivation, Libido und viele andere Funktionen.

Wenn es zu einem Kaloriendefizit kommt, sinken auch deine Leptinwerte. Wenn das passiert, sinkt auch der metabolische Effekt, dein Appetit steigt, deine Motivation lässt nach und du hast Stimmungsschwankungen.

Im Gegenteil dazu: Wenn du deine Leptinwerte erhöhst, verbessert sich deine Fettverbrennung, Schilddrüsenfunktion, Stimmung und sogar dein Testosteron-Level.

Was du mit einer Cheat Mahlzeit also bezwecken möchtest,

ist eigentlich ein Leptin-Boost.

Das erreichst du am besten mit Kohlenhydraten und Eiweiß. Fette eignen sich nicht wirklich, um dein Leptin-Level zu steigern.

Wie viele Cheat Mahlzeiten für dich in Ordnung sind, ist von deinen Zielen abhängig. Wenn du versuchst, Muskulatur aufzubauen und deinen Körper zu formen, sind zwei solcher Cheat Mahlzeiten in Ordnung.

Ansonsten sollte eine Cheat Mahlzeit pro Woche ausreichend sein. Diese Cheat Mahlzeit sollte eine aufbauende und stärkende Mahlzeit sein.

Es erfordert also gute Essgewohnheiten, um sein Wunschgewicht auf direktem Weg zu erreichen.

Das heißt für dich:
- Iss genug Kalorien, Kohlenhydrate, Proteine und Fette
- zur richtigen Zeit
- und trink genug Wasser

Dadurch stellst du sicher, dass dein Körper alles hat, um dein intensives Training abzudecken.

15 DEIN SCHLANKER-GESÜNDER-SCHÖNER-ERNÄHRUNGSPLAN

Du hast jetzt viel Neues über Ernährung gelernt und fragst dich, was du jetzt verändern kannst.

Eins vorweg: Du darfst Lebensmittel essen, die sehr lecker sind und wertvolle Energie geben.

Wenn du jetzt deine Küche auf den Kopf stellen und deine Ernährung sofort komplett verändern möchtest, sage ich dir, dass diese Einstellung ausgezeichnet ist. Ich empfehle dir aus verschiedenen Gründen jedoch, langsam anzufangen und deine Ernährung über die nächsten Wochen / Monate konstant zu optimieren.

Dadurch verhinderst du, dass du plötzlich Heißhunger auf Lebensmittel hast, die suchterzeugend wirken. Du gibst deinem Körper die Zeit, sich an die neuen Umstände zu gewöhnen.

Dir wird es viel einfacher fallen, konstant und Woche für Woche deine Ernährung zu verbessern und gesünder und schöner zu werden.

Mit einer langsamen und konstanten Ernährungsumstellung ermöglichst du deinem Körper, sich an die neuen Lebensmittel zu gewöhnen und anzupassen.

Wenn du zum Beispiel anfängst, basische Lebensmittel in

die Ernährung zu integrieren, viel sauberes Wasser trinkst und deinen Körper mit gesunden und basischen Tees versorgst, beschleunigst du in deinem Körper die Entgiftung.

Dies kann dazu führen, dass du dich während der ersten Zeit deiner Ernährungsumstellung leicht müde fühlst, plötzlich Hautunreinheiten bekommst oder dein Schweiß anfängt zu riechen. Umso radikaler die Ernährungsumstellung, desto stärker können diese Auswirkungen sein.

Dieser Zustand ist jedoch nur vorübergehend und genau das, was wir in dem Moment brauchen. Wir möchten schließlich, dass unser Körper entgiftet und die Giftstoffe aus dem Körper transportiert werden. Genau das passiert zu einem großen Teil über die Haut. Umso mehr du in dieser Entgiftungsphase trinkst, desto weniger wird über die Haut nach außen transportiert.

Dieser Entgiftungsprozess wird in den ersten Tagen Energie kosten und ein bis zwei Wochen dauern.

Du kannst deinen optimalen Traumkörper nur erreichen, wenn dein Körper sauber ist und funktioniert.

Ein weiterer Punkt, warum du deine Ernährung stückweise umstellen solltest, sind dein Immunsystem und deine Darmbakterien.

Wir haben gute und schlechte Bakterien in unserem Darm. Die guten Darmbakterien machen etwa 70% unseres Immunsystems aus. Medikamente, Antibiotika und ein schlechter Lebensstil zerstören stückweise die guten Darmbakterien.

Deine Darmbakterien brauchen Zeit, um sich an die Ernährungsumstellung anzupassen. Die guten Darmbakterien werden aufgebaut und die schlechten eliminiert.

Es gibt Lebensmittel, die helfen, die guten Bakterien im Darm wieder aufzubauen. Dazu gehören ballaststoffreiche Lebensmittel, wie zum Beispiel Flohsamenschalen.

Sobald die Darmflora wieder optimal funktioniert, sind die körpereigenen Abwehrkräfte wieder aktiv, die Haut wird schöner und das allgemeine Wohlbefinden gesteigert.

Alwin Penner

Wie du beginnen kannst, dich Stück für Stück gesünder und bewusster zu ernähren

1. Trinke täglich zwei bis drei Liter sauberes Wasser und das am besten ohne Kohlensäure. Trinke idealerweise direkt nach dem Aufstehen als Erstes einen halben Liter Wasser, bevor du irgendetwas anderes tust. Das restliche Wasser teilst du dir über den Tag auf.

Trinke abends ca. eine Stunde vorm Schlafengehen nichts mehr. Dadurch verhinderst du, dass du nachts raus musst und dein wichtiger Schlaf gestört wird.

Ein Tipp, wie du dieses Wasser am besten trinkst: Trinke mindestens 0,5 Liter Wasser am Stück.

Durch das Trinken von einem halben Liter Wasser am Stück wird die Wasseraufnahme besser geregelt und dem Körper innerhalb kurzer Zeit viel Wasser bereitgestellt. Dadurch werden Zellprozesse angeregt, die Energie gesteigert und Giftstoffe aus dem Körper entfernt und der Stoffwechsel beschleunigt.

Ein halber Liter am Stück hilft auch, die Toilettengänge besser zu planen. Etwa 40 Minuten nachdem etwas getrunken wurde, drückt die Blase.

Häufig ist es so, dass wir Hunger verspüren, obwohl wir eigentlich nur Durst haben. Wenn wir ausreichend trinken, können wir den Heißhunger senken und verhindern, dass wir zu viele Kalorien zu uns nehmen.

2. Es ist leichter etwas Gutes in seine Ernährung zu integrieren, als etwas Schlechtes wegzulassen.

Deshalb empfehle ich dir, in den ersten zwei Wochen deiner Ernährungsumstellung das Obst und das Gemüse zu integrieren, das dir am besten schmeckt. In den ersten Wochen wirst du merken, wie sich dein Geschmack stückweise verändern wird. Durch die Geschmacksstoffe und Konservierungsstoffe in industriell verarbeiteten Lebensmitteln sind unsere Geschmacksnerven irritiert und funktionieren nicht mehr richtig.

SCHLANKER GESÜNDER SCHÖNER

Während sich dein Geschmack verändert, werden sich auch die Lebensmittel in deinem Einkaufswagen verändern. Du wirst Dinge, die dir jetzt vielleicht noch nicht schmecken, plötzlich anfangen zu lieben.

Du wirst innerhalb kürzester Zeit merken, dass du durch den Verzehr der gesunden Lebensmittel schneller satt wirst und dadurch die ungesunden Lebensmittel aus deiner täglichen Ernährung besser herausnehmen kannst.

Bevor du etwas isst, wähle zuerst die gesunden und nährstoffreichen Lebensmittel aus. Dadurch wirst du schneller gesättigt und dein Hunger auf ungesunde Lebensmittel reduziert.

3. Sieh dir die Liste mit den Säure bildenden und basisch wirkenden Lebensmitteln genau an. Such dir in der basisch wirkenden Tabelle deine Lieblingslebensmittel aus und füge sie immer mehr in deine Ernährung ein.

Integriere auch basisch wirkende Tees in deinen Alltag, wie zum Beispiel Kamillentee. Du kannst die Entgiftungsprozesse in deinem Körper auch schon morgens mit einem frisch gepressten Zitronenwasser anregen.

4. Um dein Muskelwachstum anzuregen und deine Haut zu straffen, empfehle ich dir, reichlich Proteine zu dir zu nehmen. Vor allem nach dem Training. Denke auch an die Lebensmittel mit einem hohen glykämischen Index und iss sie ca. 30 Minuten vor und nach deinem Training.

5. Reduziere immer mehr den Konsum von Milch und Milchprodukten, Zucker, Soja und Weißbrot.

6. Ersetze eine Mahlzeit am Tag mit einem großen und leckeren grünen Smoothie deiner Wahl. Am besten bereitest du diesen mit einem Hochgeschwindigkeitsmixer vor. Nur so stellst du sicher, dass die Nährstoffe von deinem Körper optimal aufgenommen werden können.

7. Integriere Leinsamen in deine Ernährung. Leinsamen sind reich an Ballaststoffen, Omega-3-Fettsäuren und helfen, die negativen Auswirkungen von überschüssigen Östrogenen zu blockieren.

Leinsamen haben wie jedes ballaststoffreiche Lebensmittel auch Einfluss auf die Verdauung. Aus diesem Grund solltest du den Verzehr von Leinsamen mit einer geringen Menge (zum Beispiel 1 Esslöffel geschroteter Leinsamen pro Tag) starten und bei Bedarf langsam steigern. Um die Nährstoffe der Leinsamen besser aufzunehmen, sollten die Leinsamen vor dem Verzehr frisch geschrotet werden.

Um unangenehme Nebenwirkungen zu verhindern, empfehle ich dir, bei dem Verzehr von Leinsamen reichlich Wasser zu trinken. Etwa 1 Glas Wasser pro 1 Esslöffel Leinsamen.

8. Ersetze deinen Kaffee mit einem grünen Tee oder dem Mate Tee, da der Kaffee meistens stark Säure bildend wirkt und deine Ergebnisse negativ beeinflusst.

Anstelle von Kaffee kannst du für mehr Energie auch rohe Kakaobohnen oder Kakaonibs in deine Ernährung integrieren. Roher Kakao sorgt für verwertbare und lang anhaltende Energie, steigert die Hirnleistung und liefert eine Vielfalt an lebensnotwendigen Nährstoffen. Er beschleunigt außerdem die Fettverbrennung und hilft gegen Heißhunger.

Auf den Tag verteilt können 3 Teelöffel rohe Kakaonibs verzehrt werden. Die kleinen Kakaostückchen können ähnlich wie Zartbitterschokolade gegessen oder klein gemahlen und mit Wasser heruntergeschluckt werden.

Außerdem empfehle ich dir, bei Energiemangel ein Gerstengraswasser zu trinken. Gerstengras enthält wertvolle Vitamine und Mineralien und wirkt basisch. Es entgiftet den Körper und beschleunigt die Fettverbrennung.

Nimm morgens einen Teelöffel Gerstengraspulver und verrühre es in einem Glas mit Wasser. Am besten trinkst du es ca. 30 Minuten vor dem Frühstück. Eine andere Tageszeit geht natürlich auch. Morgens wird es aber am effektivsten sein.

SCHLANKER GESÜNDER SCHÖNER

Wichtig sind die 30 Minuten vor deinem Essen.

9. Ab der 5. Woche ersetze mindestens zwei Mal in der Woche eine gekochte Mahlzeit mit einer Mahlzeit, die nicht stark erhitzt ist. Also nicht über ca. 40 bis 50 Grad.

Iss auch mehr Pseudogetreide, wie Buchweizen, Quinoa und Amaranth. Sie sind nährstoffreicher und nicht so sehr Säure bildend.

Grundsätzlich wirken aber erst mal alle stark erhitzten Lebensmittel in deinem Körper Säure bildend.

So können die ersten 6 Wochen deiner Ernährungsumstellung aussehen

Woche 1 und Woche 2

Morgens:
- Gerstengraswasser (1 Teelöffel Gerstengraspulver in einem Glas mit Wasser vermischen und 30 Minuten vor dem Frühstück trinken)
- Normales Frühstück

Zwischenmahlzeit:
- 1 Teelöffel Kakaonibs
- Obst und Gemüse nach Wahl

Mittags:
- Normales Mittagessen

Zwischenmahlzeit:
- 1 Teelöffel Kakaonibs
- 1 Proteinshake mit langsam verdaulichen Proteinen, siehe Seite 87 (zum Beispiel Hanfprotein)

Abends:
- Normales Abendessen

1 Stunde vor dem Schlafengehen:
- 1 Proteinshake mit langsam verdaulichen Proteinen, siehe Seite 87 (zum Beispiel Hanfprotein)

Sonstiges:
- Trinke täglich 2 bis 3 Liter Wasser.
- Integriere über den Tag verteilt mehr Obst und Gemüse in die Ernährung und iss dieses vorzugsweise roh. Beispiele, um mehr Obst und Gemüse in den Alltag zu integrieren: Apfel oder Banane klein schneiden und morgens ins Müsli geben. Als Zwischenmahlzeit Möhren, Paprika oder Gurken knabbern oder zum Mittagessen einen frischen Salat essen.
- Trinke 30 Minuten nach dem Training 1 Proteinshake mit schnell verdaulichen Proteinen, siehe Seite 87 (zum Beispiel brauner Reisprotein).
- Iss 30 Minuten vor und nach dem Training Kohlenhydrate mit einem hohen glykämischen Index, siehe Seite 89 (zum Beispiel eine Banane).

Woche 3 bis 5: Wie die Wochen davor, plus ...

- Trinke morgens nach dem Aufstehen 1 Glas warmes Zitronenwasser. Vermische dafür den frisch gepressten Saft einer halben Zitrone in 1 Glas mit warmem Wasser. Warte etwa 15 Minuten nach dem Zitronenwasser und trinke dann das Gerstengraswasser.
- Reduziere immer mehr den Konsum von Milch und Milchprodukten, Zucker, Soja und Weißbrot.

- Meide Lebensmittel mit künstlichen Zusätzen, Konservierungsmitteln, Geschmacksverstärker und Zucker.
- Tausche eine deiner Mahlzeiten mit einem grünen Smoothie aus. Bereite den Smoothie vorzugsweise in einem Hochgeschwindigkeitsmixer zu, um die enthaltenden Nährstoffe besser aufnehmen zu können.

Ab Woche 6: Wie die Wochen davor, plus ...

- Wenn du gerne Kaffee trinkst, dann reduziere ab jetzt bewusst den Kaffeekonsum. Einige hilfreiche Alternativen sind: Grüner Tee, Matcha Tee oder Mate Tee.
- Integriere immer mehr basische Lebensmittel in deine Ernährung, sodass deine Ernährung aus 60-80% basisch wirkenden und zu 20-40% aus Säure bildenden Lebensmitteln besteht (siehe Säure-Basen-Tabelle ab Seite 45).
- Integriere Flohsamenschalen in deine Ernährung. Sie sind sehr ballaststoffreich und helfen, die Darmflora wieder aufzubauen.
- Trinke zwei Mal täglich 1 Esslöffel Udo's Choice Omega-3-Plus oder ein anderes Öl, welches viele Omega-3-Fettsäuren enthält.
- Tausche 2 Mal in der Woche eine gekochte Mahlzeit mit einer rohen Mahlzeit aus. Iss zum Beispiel leckere Rohkostrezepte, Nüsse oder gekeimte Quinoa, Amaranth oder Buchweizen.

16 DER TRAININGSPARTNER CODE

Alleine zu trainieren macht nicht immer Spaß, mit einer schlechten Trainingspartnerin zu trainieren ist jedoch um einiges schlimmer und bringt keine Erfolge.

Das Training mit einer guten Trainingspartnerin dagegen kann eine wirklich positive Erfahrung sein. Es kann in den richtigen Momenten motivieren und uns helfen die richtigen Entscheidungen zu treffen.

Eine gute Trainingspartnerin verpflichtet dich nicht nur dazu, jedes Mal beim Training zu erscheinen, sie hilft dir auch dabei deine Übungen sauber auszuführen und motiviert dich zu Höchstleistungen, einem nächsten Satz oder mehr Gewicht.

Eine gute Trainingspartnerin kann für dich also einen großen Unterschied ausmachen.

Bevor du mit dem Programm beginnst, möchte ich dir deshalb ans Herz legen, dass du eine Trainingspartnerin findest, auf die du dich verlassen kannst.

Wichtig ist auch, dass ihr beide dem folgenden Trainingspartner Code zustimmt:

Der Trainingspartner Code - Sei eine gute Trainingspartnerin

1. Ich werde jedes Mal beim Training erscheinen, und wenn ich irgendwann mal wirklich nicht kommen kann, lasse ich es meine Trainingspartnerin sofort wissen, sobald ich es erfahre.

2. Ich komme ins Fitnessstudio, um zu trainieren und nicht, um zu reden. Wenn ich im Fitnessstudio bin, fokussiere ich mich zu 100% auf das Training. Ich bin jederzeit bereit, auf den anderen aufzupassen und ich mache meine Übungseinheiten so effektiv wie möglich.

3. Ich werde sehr hart trainieren und ein gutes Vorbild für meine Trainingspartnerin sein.

4. Ich werde meine Partnerin dazu bringen mehr zu tun, als sie glaubt, dass sie kann. Es ist meine Aufgabe sie zu motivieren, mehr Gewicht und mehr Wiederholungen zu machen, als sie selbst für möglich hält.

5. Ich werde meine Partnerin unterstützen und ihr Komplimente zu ihren Erfolgen machen.

6. Ich werde meine Trainingspartnerin ein Workout nicht einfach abbrechen lassen. Ich werde nichts als Ausrede akzeptieren. Ich werde darauf bestehen, dass sie mit zum Training kommt. Wenn es einen wirklichen Grund gibt, werde ich ihr anbieten, zu einer anderen Zeit zu gehen. So, dass wir beide zusammen trainieren können.

So ein Code scheint vielleicht ein wenig albern zu sein. Wenn ihr - du und deine Partnerin - euch aber an diese sechs Punkte haltet, werdet ihr euch beiden einen riesigen Gefallen tun. Und ihr beide werdet eure Erfolge gemeinsam feiern.

Wenn sich deine Partnerin nicht an diesen Code halten kann, wenn sie z.B. nur unregelmäßig zum Training erscheint, sie viel lieber daran interessiert ist, mit dir während des Trainings zu reden oder sie dich nicht dazu bringt, an deine Grenzen zu gehen, dann ist sie wahrscheinlich eine schlechte Trainingspartnerin und schadet dir beim Training mehr, als sie dir hilft.

Du musst sie entweder dazu bringen, den oben stehenden Code zu befolgen, oder lieber eine andere Trainingspartnerin finden, die sich an den Code hält.

17 WIE SETZT DU DIR ZIELE, DIE DICH WIRKLICH MOTIVIEREN

Vielleicht glaubst du, dass es so simpel und klischeehaft ist und du dir keine Ziele zu setzen brauchst.

Aber glaub mir, bevor du irgendwelche Gewichte hebst, auf ein Fahrrad springst oder irgendwelche Kalorien reduzierst, brauchst du spezifische, greifbare Ziele. Du musst wissen, warum du es überhaupt tun möchtest.

Frauen mit ungenauen, unrealistischen oder unmotivierenden Gesundheits- und Fitnesszielen sind diejenigen, die als Erstes aufgeben.

Es ist auch sehr leicht, sie ausfindig zu machen. Sie erscheinen nur unregelmäßig zum Training, Schlafwandeln durch ihre Trainingsroutine und schleichen von Maschine zu Maschine.

Sie beschweren sich Woche für Woche, wie anstrengend es für sie ist, auf ihre Ernährung zu achten und schimpfen darüber, wie schwer es doch ist, Gewicht loszuwerden.

Ich versichere dir, dass jede Frau, die diese Art von Körper hat, den du dir wünscht, sehr spezifische, realistische Gesundheits- und Fitnessziele hat. Ziele, die sie motivieren und zu denen sie sich stückweise nähert.

Wenn diese Frauen ein Ziel erreicht haben, setzen sie sich weitere Ziele, um weiter motiviert zu bleiben.

Diese Art von Zielen möchte ich mit dir in diesem Kapitel erarbeiten. Ziele, die dich motivieren und dir helfen.

Frauen haben ganz unterschiedliche Ziele für ihr Training. Einige lieben es, ihren Körper an seine Grenzen zu bringen. Einige wollen einfach nur extrem sexy aussehen, um für Männer attraktiv zu sein.

Einige wollen einfach nur ihr Selbstbewusstsein steigern und andere wollen gesund sein und sich einfach unglaublich gut fühlen.

Das alles sind gute Ziele, für die es sich zu trainieren lohnt. Ich könnte dir jetzt auch eine Liste mit viele Vorteilen nennen, was alles gut daran ist, wenn du in ausgezeichneter Form bist.

Du siehst gut aus, fühlst dich gut, hast ein unglaubliches Energieniveau und Lebensfreude, wirst seltener krank und so weiter.

Das Wichtigste ist aber, dass du für dich selber ganz genau klar machst, was dich vom Sofa reißt und dich motiviert, deine beste Version von dir selbst zu erreichen.

Wir können auch mit dem beginnen, was die meisten Frauen als sehr wichtig empfinden. Nämlich das visuelle Aussehen.

Es gibt überhaupt keinen Grund, um sich für dieses Ziel zu schämen. Jede Frau, die ich kenne, die es geschafft hat, eine unglaublich schöne Figur zu erreichen, hat es zu mindestens 50 Prozent wegen des Aussehens gemacht.

Klar ist, wenn du keine Rücksicht auf deine Gesundheit nimmst und nur das Aussehen im Vordergrund steht, endet es meistens in einem ungesunden Lebensstil mit Medikamenten und Co., die noch nicht einmal zu optimalen Ergebnissen führen.

Es ist aber nichts falsch daran, wenn du ein bestimmtes Aussehen erreichen möchtest, um gut auszusehen. Wenn du so aussehen möchtest, wie du es dir bis jetzt immer gewünscht hast.

Für mich ist die Gesundheit eines der wichtigsten Faktoren. Ich würde aber lügen, wenn ich behaupten würde, dass mir mein Aussehen egal ist.

Und ein schlankes, muskulöses Aussehen sieht einfach sehr gut aus. Also lass uns loslegen.

Schritt 1: Wie sieht dein idealer Körper aus?

Für die Festlegung deiner Ziele musst du als Erstes bestimmen, wie dein idealer Körper aussehen könnte.

Und das nicht nur in deinem Kopf, sondern auch in der Realität. Suche dir Bilder von Frauen, die genau so aussehen, wie du aussehen möchtest, und speichere sie auf deinem PC oder Tablet oder Handy ab.

Auch wenn es dir jetzt vielleicht blöd vorkommt, im Internet nach Fotos von schönen Frauen zu suchen. Aber glaub mir, es ist extrem wichtig, dass du ein exaktes Bild von dem hast, wie du aussehen möchtest.

Und hier kommt jetzt eine Tatsache. Wenn du genau das machst, was du in diesem Buch lernst und intensiv daran arbeitest, wirst du den Wunschkörper erreichen, den du dir wünscht.

Es ist sehr wichtig, dass du die Frage schriftlich beantwortest. Lege das Buch jetzt zur Seite und nimm dir die Zeit, die du brauchst. Wir machen dann weiter…

Schritt 2: Wie würde deine ideale Gesundheit aussehen?

Jetzt, wo du weißt, wie du aussehen möchtest, lass uns deine Gesundheit anschauen, auch wenn dein Aussehen momentan noch eines der motivierendsten Aspekte ist. Du wirst bald feststellen, dass die gesundheitlichen Vorteile mindestens genauso motivierend sind.

Du wirst dich physisch besser fühlen, du wirst dich energievoller und vitaler fühlen, du wirst dich stärker fühlen und vieles mehr.

Lege gesundheitliche Ziele fest, die dich motivieren. Mein Ziel hört sich in etwa wie folgt an: „Ich habe den vitalsten, energievollsten, stärksten und gesündesten Körper, der mir ein langes und schönes Leben ermöglicht, dass ich in jeder Sekunde genieße."

Für mich ist es das, worum sich alles bei mir dreht. Ich möchte ein langes Leben, ich möchte mich gut fühlen, ich möchte meine Kinder aufwachsen sehen und niemals an einer Krankheit leiden.

Ich bin mir sicher, dass deine Gesundheitsziele so ähnlich sein werden. Fühl dich aber frei, dein individuelles Ziel zu finden und in den Wörtern zu beschreiben, die am besten zu dir passen. Es ist sehr wichtig, dass du es aufschreibst.

Lege das Buch jetzt zur Seite und nimm dir die Zeit, die du brauchst. Wir machen dann weiter...

Schritt 3: Warum möchtest du diese Ziele erreichen?

Nachdem du festgelegt hast, wie du aussehen willst und wie gesund du sein möchtest, ist die nächste Frage: Warum möchtest du das?

Was sind deine Gründe, um diese Ziele zu erreichen? Dieser Teil ist sehr persönlich, schreib also bitte auf, was dich am meisten motiviert.

Vielleicht möchtest du dein Selbstbewusstsein steigern? Vielleicht willst du sportliche Ziele erreichen?

Vielleicht möchtest du auch nur das Gefühl erleben, was es heißt, an seine Grenzen zu gehen und seine Ziele zu erreichen? Vielleicht möchtest du körperlich in der Lage sein, das Leben mit deinen Kindern zu genießen? Vielleicht möchtest du auch nur in der Lage sein, ein Paar Klimmzüge machen zu können?

Egal was deine Gründe sind, schreibe sie bitte alle auf. Es ist sehr wichtig, dass deine Ziele auf einem Blatt Papier stehen.

Mach es dir einfach, indem du erst die Warums für deine körperlichen Ziele und dann für deine gesundheitlichen Ziele aufschreibst.

SCHLANKER GESÜNDER SCHÖNER

Wenn du diesen drei einfachen Schritten folgst. Wenn du alle deine Ziele wirklich aufschreibst (Tu es, wenn du es noch nicht gemacht hast), dann hast du gerade deinen Kompass geschaffen, der dir auf deiner Reise helfen wird. Er wird dir in jeder Situation den richtigen Weg weisen.

Wenn du dich etwas müde und schlapp fürs Fitnessstudio fühlst, kannst du einfach nur schauen, was dein Kompass dir sagt. Und du wirst sehr wahrscheinlich deine Meinung ändern.

Wenn du irgendwann mal mit Freunden raus bist und du sie siehst, wie sie alles Mögliche in sich hineinschlingen, während du deinen Fisch und dein Gemüse isst, weißt du genau, warum du es tust.

Das ist ein einfaches, aber sehr mächtiges Werkzeug, mit dem ich mich immer wieder aufs Neue motiviere.

Über die letzten Jahre haben sich meine Ziele immer wieder geändert. Ich habe aber immer darauf geachtet, wohin sie mich führen und warum ich dorthin will. Du wirst sicher auch davon profitieren, wenn du dasselbe tust.

18 WARUM HORMONE EINE ROLLE SPIELEN

Obwohl die äußeren Unterschiede zwischen Mann und Frau leicht zu erkennen sind, werden sie viel zu oft ignoriert, wenn es um Ernährung, Bewegung und Fettabbau geht.

Hormone haben einen starken Einfluss auf unseren Körper. Sie beeinflussen das Energieniveau, die Stimmung, Appetit, Stoffwechsel, Schlaf und den Fettanteil im Körper. Vor allem bei Frauen ab den Zwanzigern können hormonelle Störungen dazu führen, dass eine Kürzung der Kalorien und mehr Bewegung nicht ausreichen, um abzunehmen und Fett abzubauen.

Der Unterschied zwischen Männern und Frauen

Frauen haben in der Regel kleinere Taillen und speichern mehr Fett an den Hüften, Oberschenkel und an den Brüsten. Ein Grund dafür sind die Hormone Progesteron und Östrogen.

Östrogen ist weitestgehend für die Fettspeicherung um die Hüften und Oberschenkel verantwortlich. Progesteron und Östrogen beeinflussen gemeinsam zum Beispiel die Größe der Brüste.

Männer besitzen in der Regel schlankere Arme und Beine und speichern ihr Fett in der Körpermitte, was häufig eine Folge des Testosteronspiegels ist.

Die Körperform wird von den Hormonen beeinflusst, die in unserem Körper vorhanden sind. Die Hormone bestimmen mit, ob Fett gespeichert oder verbrannt wird.

Um den Fettabbau besser zu kontrollieren und zu beeinflussen, ist es hilfreich, die Hormone zu verstehen und die Auswirkungen der monatlichen Hormonschwankungen zu kennen.

Kurzer Überblick des Menstruationszyklus

Der erste Tag der Regelblutung ist bei Frauen auch der erste Tag des Menstruationszyklus. Der Menstruationszyklus kann in zwei Phasen unterteilt werden, die Follikelphase und die Gelbkörperphase. Die Ovulation (Eisprung) trennt diese beiden Phasen des Zyklus.

Während der Follikelphase ist der Östrogenspiegel im Vergleich zum Progesteron höher. Während der Gelbkörperphase ist genau das Gegenteil der Fall.

Die relativen Verhältnisse dieser beiden Hormone können einen direkten Einfluss auf den Fettabbau und das allgemeine Wohlbefinden haben.

Gleichgewicht zwischen Östrogen und Progesteron

Das Gleichgewicht vom Östrogen- und Progesteronspiegel gehört zu den Schlüsselfaktoren beim Fettabbau einer Frau. Aber auch, wie diese Hormone in Wechselwirkung mit anderen Hormonen (wie Cortisol und Insulin) stehen, hat starken Einfluss auf den Fettabbau.

Der Menstruationszyklus ist ein wichtiger Indikator für den Hormonhaushalt. Daran lassen sich hormonelle Schwankungen gut erkennen.

Die Zeit kurz vor der Menstruation ist normalerweise eine Progesterondominate Zeit. Das prämenstruelle Syndrom (PMS) gibt einen starken Hinweis darauf, dass das Progesteron im Verhältnis zu Östrogen relativ gering ist.

Aber Achtung: Ein relativer Mangel ist nicht das Gleiche, wie ein absoluter Mangel. Eine Frau kann einen Progesteronspiegel haben, der höher als normal ist, aber immer noch unter einem relativen Mangel leiden. Wenn das der Fall ist, dann ist der Östrogenspiegel im Vergleich zum Progesteronspiegel deutlich höher.

Viele Frauen mit einem niedrigen Progesteronspiegel in Bezug auf das Östrogen fühlen sich vor dem Eisprung (die ersten zwei Wochen des Zyklus) und nach dem Eisprung (die letzten zwei Wochen des Zyklus), völlig unterschiedlich.

In den letzten zwei Wochen kommt es oft zu Depression, Stimmungsschwankungen, Motivationsmangel, Brustspannen, Müdigkeit, Blähungen und anderen Beschwerden.

Auch die Körperform kann einen Hinweis auf ein hormonelles Ungleichgewicht sein. Größere Hüften und Oberschenkel bei einer Frau weisen oft auf einen höheren Östrogenspiegel hin. Umgekehrt können große Brüste und schmale Hüften und Oberschenkel bei Frauen ein Anzeichen eines erhöhten Progesteronspiegels sein.

Weibliche Fettreserven

Progesteron und Östrogen sorgen bei Frauen für eine schmale Taille. Dies liegt daran, dass sich die Hormone gegen die Wirkung von Cortisol, Insulin und Testosteron richten.

Cortisol wird beispielsweise vermehrt bei starken Belastungen oder Stress produziert und beeinflusst die Wirkungsweise von Progesteron. Wird der Stress reduziert und der Progesteronspiegel erhöht, fällt es vielen Frauen oft leichter ihr Bauchfett abzubauen.

Aber auch ein erhöhter Insulin-, Cortisol-, und Testosteronspiegel und ein niedriger Östrogenspiegel werden bei Frauen häufig mit Bauchfettablagerungen in Verbindung gebracht.

Östrogene steuern auch die Fettspeicherung am Po und an den Beinen, indem sie die sogenannten Alpha-adrenerge Rezeptoren um die Hüften und Oberschenkel beeinflussen. Die adrenerge Rezeptoren sind, wie das Gas und die Bremse im Auto und beschleunigen, oder verringern den Fettabbau.

Beta-adrenerge Rezeptoren erhöhen die Fettverbrennung. Alpha-adrenerge Rezeptoren hemmen diese.

Die Hüften und Oberschenkel einer Frau besitzen in der Regel mehr Alpha-adrenerge Rezeptoren als die der Männer. Dies ist auch einer der Hauptgründe, warum es für viele Frauen so schwierig ist, an den Hüften und Oberschenkel abzunehmen.

Einer der besten Möglichkeiten, um die Wirkung der Alpha-adrenerge Rezeptoren zu verringern, ist eine Low-Carb-Ernährung. Das ist auch der Grund, warum viele Frauen nach einem Wechsel von einer kohlenhydratreichen Ernährung zu einer kohlenhydratarmen Ernährung sehr positive Ergebnisse erzielen.

Obwohl sich bei vielen Frauen ein Großteil des Fettes in den Hüften und Oberschenkel ansammelt, verbrennen sie das Fett zuerst am Oberkörper und der Brust, anstatt an den Beinen. Für die meisten Frauen ist dieser Zustand sehr frustrierend.

Östrogen erhöht die Anzahl der Alpha-adrenerge Rezeptoren und Progesteron reduziert diese. Auf diese Weise beeinflussen Östrogen und Progesteron wo und wie viel Fett verbrannt wird. Dies ist also eine Frage des Hormongleichgewichts und nicht der Anzahl der Kalorien.

Dies ist aber kein Grund Östrogen als schlecht anzusehen. Ein hoher Östrogenspiegel ist zwar nicht gut, ein zu niedriger Östrogenspiegel aber auch nicht. Östrogene helfen dem Körper, empfindlicher auf Insulin zu reagieren und haben dadurch einen positiven Einfluss auf den Muskelaufbau und Fettabbau. Solange Östrogene mit Progesteron und anderen Hormonen im Gleichgewicht stehen, unterstützen sie den Fettabbau.

Weibliche Hormonänderungen

Wenn es um das Thema abnehmen geht, denken viele an eine kalorienarme Ernährung und Ausdauersport. Dieser Ansatz, um Gewicht zu verlieren, funktioniert jedoch nur sehr selten und schadet oft mehr, als es hilft.

Durch das Altern, viel Stress oder künstliche Östrogene in der Umwelt, verändern sich verschiedene Dinge im Körper: Die Eierstöcke reduzieren ihre Produktion von Östrogen und Progesteron, was wiederum das Gleichgewicht zwischen Östrogen und Progesteron beeinflusst und den Körper in Richtung Östrogendominanz bringt.

Es gibt viele verschiedene Dinge, die zu einem Östrogenüberschuss führen. Dazu gehören zum Beispiel künstliche Östrogene in der Nahrung und der Umwelt und Östrogen produzierende Fettzellen.

Sie beeinflussen das Gleichgewicht zwischen Östrogen und Progesteron und sorgen für eine Östrogendominanz. Gleichzeitig sinken die Abnehm- und Muskelaufbauhormone, wie die Wachstumshormone und Dehydroepiandrosteron (DHEA).

Die Wachstumshormone, DHEA und Progesteron sind Hormone, die eine Frau schlank halten und die Fettspeicherung an den Hüften verhindern.

Eine kalorienarme Ernährung und der Fokus auf Ausdauersport helfen nicht, die leistungsfähigen Hormone wieder herzustellen. Auf lange Sicht verschlimmern sie sogar das Ungleichgewicht zwischen Progesteron und Östrogen.

Die Lösung für das Problem

Anstatt sich auf eine Kalorienkürzung und Ausdauersport zu konzentrieren, ist es sinnvoller, mehr gute Lebensmittel in die Ernährung zu integrieren und den Fokus auf kurze anstrengende Trainingseinheiten zu setzen. Das heißt: Größere Mengen an Gemüse und "östrogenfreien Proteinen" (zum Beispiel Fisch, pflanzliche Proteine und sojafreie Lebensmittel) verzehren und sich mehr auf Krafttraining als auf Cardio zu konzentrieren.

Krafttraining regt die Produktion der Wachstumshormone an. Die Wachstumshormone für die Frau sind wie das Testosteron für den Mann. Sie lassen Frauen jung, schlank und straff aussehen und helfen, das Bauchfett zu reduzieren.

Weniger intensives Training, wie Walken oder Dehnung ist sehr gesund, wird jedoch nicht ausreichen, um die Wachstumshormone zu steigern.

Diese Aktivitäten haben jedoch ihre ganz besonderen Vorteile und können in Kombination mit intensiven Übungen, die negativen Auswirkungen von Cortisol reduzieren.

Training mit dem Menstruationszyklus

Die Phasen des Menstruationszyklus können beim Training mehrere Vorteile haben. Östrogen erhöht beispielsweise die Menge an Fett, die während des Trainings verbrannt wird, sorgt aber dafür, dass Zucker weniger effizient verbrannt wird. Progesteron wirkt entgegengesetzt.

Leichtere und langsamere Trainingseinheiten, wie Wandern, Rad fahren, Joggen, etc. können in der Östrogendominaten Follikelphase von größerem Nutzen sein. Intensive und kurze Trainingseinheiten, wie Sprints, HIIT, etc. können in der Progesteron dominierenden Gelbkörperphase wiederum sinnvoller sein.

Krafttraining liefert während beiden Phasen seine Vorteile,

wirkt zusätzlich gegen Stresshormone und regt die Produktion von Wachstumshormonen an.

Allgemeine Tipps, um den Hormonhaushalt ins Gleichgewicht zu bringen

Ein hormonelles Ungleichgewicht entwickelt sich häufig durch eine schlechte Ernährungsweise. Durch den Verzehr von Zucker werden mehr Insulin, Östrogene und Testosteron produziert. Jede Art von Mehl und Zucker kann zu diesem Ungleichgewicht führen.

Auch Milchprodukte sorgen für ein hormonelles Ungleichgewicht und Entzündungen im Körper. Sie sind oft östrogenbelastet und enthalten Antibiotika.

Künstliche Östrogene in der Nahrung und Umwelt haben einen starken Einfluss auf den Hormonhaushalt. Sie können im Körper die Wirkung von Östrogenen nachahmen, was zu Übergewicht und hormonellen Problemen führen kann.

Dazu gehören Östrogene in Plastikflaschen, Kaffee, Soja, Pestiziden, Nicht-Bio-Fleisch, Softdrinks, etc.

Um den Hormonhaushalt wieder ins Gleichgewicht zu bringen, sollten mehr natürliche und nährstoffreiche Lebensmittel in die Ernährung integriert und östrogenbelastete Lebensmittel reduziert werden.

Vor allem der Verzehr von grünen Tees, Kreuzblütler Gemüse (wie Brokkoli, Blumenkohl, Kohl, etc.), Leinsamen, ballaststoffreiche Lebensmittel und gute Fette helfen, den Körper zu entgiften und überflüssige Östrogene aus dem Körper zu schwemmen.

Leinsamen enthalten beispielsweise Lignane, die helfen, den Hormonstoffwechsel in ein Gleichgewicht zu bringen und die negativen Auswirkungen von überschüssigen Östrogenen zu blockieren. Pro Tag können 1 bis 2 Esslöffel frisch gemahlener Leinsamen in die Ernährung integriert werden.

Es gibt auch verschiedene Lebensmittel und Nährstoffe, die auf natürliche Weise helfen, den Progesteronspiegel im Körper zu erhöhen.

Mönchspfeffer stimuliert beispielsweise die Produktion des Gelbkörperhormons Progesteron, hilft bei unregelmäßigen Menstruationsblutungen und senkt einen hohen Prolaktinspiegel. Prolaktin kann dazu beitragen, dass die PMS-Symptome verstärkt werden.

Der Körper benötigt auch genügend Vitamin B6, um ausreichende Mengen an Progesteron zu produzieren und Östrogene zu spalten. Werden die Östrogene nicht gespalten, dann steigt der Östrogenspiegel an, sodass ein hormonelles Ungleichgewicht entsteht. Der Östrogenspiegel steigt dabei über den Progesteronspiegel.

Lebensmittel mit viel Vitamin B6 sind zum Beispiel Walnüsse, Leinsamen, Brokkoli, Lachs, Avocados, Blütenpollen, Bananen, Bohnen und Kartoffeln.

Auch der Verzehr von Lebensmitteln mit viel Zink und Magnesium unterstützt im Körper die Produktion von Progesteron.

Magnesium hilft, ein gesundes hormonelles Gleichgewicht aufrechtzuerhalten und Zink ist ein Mineral, welches die Hypophyse stimuliert, das follikelstimulierende Hormon und das luteinisierende Hormon freizusetzen. Dies fördert den Eisprung und regt die Produktion von Östrogenen und Progesteron in den Eierstöcken an.

Lebensmittel mit viel Zink und Magnesium sind beispielsweise Kürbiskerne, roher Kakao, Mandeln, Spinat, Nüsse und Wassermelone.

Neben einer nährstoffreichen Ernährung ist erholsamer Schlaf, der Aufbau einer gesunden Darmflora und Krafttraining sehr wichtig, um das hormonelle Gleichgewicht wieder herzustellen.

Um erholsam zu schlafen, sollte das Schlafzimmer für die Nacht komplett verdunkelt werden. Bei Dunkelheit wird das Schlafhormon Melatonin ausgeschüttet, was dafür sorgt, dass wir besser einschlafen und durchschlafen. Fällt Licht ins Auge, wird die Melatoninproduktion eingestellt.

Pro Nacht sollten 7 bis 8 Stunden geschlafen werden.

Regelmäßiges Training mit Gewichten hilft, die Produktion von Wachstumshormonen im Körper anzuregen, die negativen Auswirkungen von Cortisol zu reduzieren und ein hormonelles Ungleichgewicht zu verbessern. Pro Woche sollte 3 bis 5 Mal Krafttraining durchgeführt werden.

Weitere Tipps, um den Hormonhaushalt ins Gleichgewicht zu bringen:

- Kaffee reduzieren. Ein Übermaß an Kaffee hat eine negative Wirkung auf das endokrine System.
- Alkohol reduzieren. Alkohol (auch Rotwein) treibt den Östrogenspiegel in die Höhe.
- Stress reduzieren. Chronischer Stress kann Hormonstörungen verursachen und verschlimmern. Lebensmittel mit viel Magnesium helfen, ruhiger zu bleiben und mit stressigen Situationen besser umzugehen. Auch Atemübungen oder Kräutertees (wie Kamillentee oder Pfefferminztee) haben eine beruhigende Wirkung auf den Körper.
- Getreide und Körner reduzieren und diese mit Obst und Gemüse ersetzen. Dadurch werden die Auswirkungen von Cortisol und Insulin verringert.
- Lebensmittel mit vielen Omega-3-Fettsäuren in die Ernährung integrieren. Gesunde Fette sind für die Produktion von Hormonen sehr wichtig. Lebensmittel mit vielen Omega-3-Fettsäuren sind zum Beispiel Chia Samen, Leinsamen, Walnüsse, Hanfsamen und Wildlachs. Auch Kokosöl liefert gute Fette und Bausteine, die für die Hormonproduktion sehr wichtig sind.

- Probiotische Lebensmittel in die Ernährung integrieren. Probiotika helfen, die guten Bakterienstämme im Darm wieder aufzubauen. Ein Ungleichgewicht der Darmbakterien und eine beschädigte Darmwand können das hormonelle Gleichgewicht verschlimmern. Dabei werden die Östrogene, welche die Leber versucht hat loszuwerden, wieder vom Darm ins Blut resorbiert. Dies führt dazu, dass der Östrogenspiegel im Vergleich zum Progesteronspiegel ansteigt.
- Jeden Morgen für etwa 15 Minuten Sonnenlicht tanken, um die Vitamin-D-Produktion im Körper anzuregen und mehr Lebensmittel mit viel Calcium in die Ernährung integrieren. Vitamin D, Calcium und Omega-3-Fettsäuren helfen, Entzündungen im Körper zu reduzieren und den weiblichen Hormonhaushalt ins Gleichgewicht zu bringen.

19 DIE SCHLANKER GESÜNDER SCHÖNER TRAININGSREGELN

Viele Trainingspläne, die du in Magazinen und Infoblättern findest, sind häufig ziemlich gleich. Sie wollen, dass du viele verschiedene Übungen mit vielen Wiederholungen machst und dabei leichte Gewichte benutzt.

Diese Art des Trainings ist besser als gar kein Training. Es gibt jedoch viel bessere Möglichkeiten, um seine Zeit und seinen Aufwand zu nutzen.

Ironischerweise trainieren viele mit den Trainingsgeräten, die sie in den Fitnessstudios finden. Und das nicht, weil sie so effektiv sind, sondern weil sie so einladend da stehen.

Einige dieser Maschinen sind aber tatsächlich auch nützlich. Wie beispielsweise der Seilzug oder Latzug.

Die Mehrheit der Übungen sollten aber aus freien Hantelübungen bestehen, weil sie die Muskulatur anders fordern als geführte Maschinen. Deine Muskulatur wird durch Freihanteln kräftiger und straffer.

Aus diesem Grund findest du in Schlanker Gesünder Schöner mehr Freihantelübungen als Übungen an Trainingsgeräten.

Ich sehe immer wieder Menschen, die Hanteln verwenden, dann aber nur isolierte Übungen machen, in denen sie einzelne Muskeln wie den Trizeps und Bizeps trainieren.

Diese Trainingsübungen kommen aus der Welt des Männer-Bodybuildings, wo die Jungs jeden Tag Stunden im Fitnessstudio verbringen und diese isolierten Übungen nutzen, um jede Muskelfaser ihres Körpers für den Wettbewerb zu meißeln.

Wie du dir vielleicht vorstellen kannst, wird dein Training nicht so aussehen, wie das von diesen Jungs, wenn du einen schlanken Körper haben willst.

Das Schlanker-Gesünder-Schöner-Trainingsprogramm basiert deshalb auf Übungen, die dir den maximalen Erfolg bringen. Dazu gehören zum Beispiel Kniebeugen, Kreuzheben und Bankdrücken.

Die Schlanker-Gesünder-Schöner-Gewichtstraining-Methode folgt einer Formel, die wie folgt aussieht:

1 - 2 | 8 - 10 | 6 - 9 | 1 - 2 | 45 - 60 | 3 - 5 | 8 - 10

Das ist die Formel für deinen optimalen Trainingserfolg, die wir jetzt Stück für Stück aufschlüsseln:

1-2: Trainiere pro Tag 1 bis 2 große Muskelgruppen

Du wirst pro Trainingseinheit, also pro Tag eine oder zwei Muskelgruppen trainieren. Dein Training basiert dann auf eines der drei Möglichkeiten.

Entweder ein Workout, das nur eine große Muskelgruppe trainiert wie z.B. Brust oder Beine oder ein Workout, das eine große und eine kleine Muskelgruppe trainiert, wie z.B. Rücken und Bauch oder ein Workout, das zwei kleine Muskelgruppen trainiert, wie z.B. Bizeps und Trizeps

Es gibt eine Reihe von Gründen, warum du dein Training so aufbauen solltest.

Erstens ist es einfach nicht möglich, vollständig zwei große

Muskelgruppen in einem Training, das unter einer Stunde liegt, zu trainieren. Wir gehen gleich noch darauf ein, warum es wichtig ist, dass dein Training kürzer als eine Stunde sein sollte.

Der zweite Grund ist eine psychologische Geschichte. Durch das Training von nur einer großen Muskelgruppe pro Tag wirst du in der Lage sein, deinen 100-prozentigen Fokus und die Intensität auf diesen Muskel zu bringen und diesen intensiv zu trainieren.

8-10: Mache bei fast allen Übungen, Sätze von 8 bis 10 Wiederholungen

Mache bei nahezu allen Übungen 8-10 Wiederholungen pro Satz. Die einzige Ausnahme ist, wenn du deine Bauchmuskulatur trainierst. Hierfür empfehle ich leichteres Gewicht zu nehmen und 15 - 20 Wiederholungen zu machen oder auf Zeit zu trainieren.

Was meine ich mit der Durchführung von 8-10 Wiederholungen?

Das bedeutet, dass du dir Gewichte nehmen solltest, die leicht genug sind, um 8 Wiederholungen zu schaffen, aber sie müssen schwer genug sein und es nicht zulassen, dass du mehr als 10 Wiederholungen schaffst.

Wenn du das Gefühl hast, dass du eine Übung nicht 8-mal wiederholen kannst, dann ist das Gewicht zu schwer; umgekehrt ist das Gewicht zu leicht, wenn du eine Übung mehr als 10-mal wiederholen kannst.

Wenn du einen Satz mit 10 Wiederholungen und optimaler Ausführung schaffst, solltest du dein Gewicht bei dem nächsten Satz - um 2,5 Kilo bei Übungen mit der Kurzhantel und um 5 Kilo bei Übungen mit der Langhantel erhöhen.

Wenn du um 5 Kilo erhöht hast und das zu viel für dich ist, also du im nächsten Satz keine 8 Wiederholungen schaffst, dann verringere das Gewicht um 2,5 Kilo, also so, dass du jetzt nur um 2,5 Kilo erhöht hast.

Dieser Trainingsstil wird für dich wahrscheinlich ganz neu

sein, da viele Trainingspläne für Frauen, leichte Gewichte empfehlen. Wie du aber schon weißt, wird sich deine Muskulatur durch leichte Gewichte nicht verändern und nicht straffer werden.

Durch das Trainieren mit schweren Gewichten, also so, dass du nur 8-10 Wiederholungen schaffst und mit der progressiven Steigerung der Gewichte, wirst du in der Lage sein, deine Kraft und deine Muskulatur in Form zu bringen und deinen Körper zu straffen.

Dein Training soll sich anstrengend anfühlen. Du musst nicht jeden Satz bis zum absoluten Muskelversagen durchführen, deine letzte Wiederholung sollte aber ein Kampf sein.

6-9: Mache 6-9 Trainingssätze pro Muskelgruppe

Dein Training wird aus 6-9 Trainingssätzen pro Muskelgruppe bestehen. Ein Trainingssatz sind deine anspruchsvollen 8-10 Wiederholungen.

Je nach Fitnessstand kannst du mit 6 Sätzen je Muskelgruppe beginnen und sobald du dich bereit fühlst auf 9 Sätze pro Muskelgruppe erhöhen.

Unabhängig davon, welche Übungen du machst, du wirst nie mehr als 9 Sätze für jede einzelne Muskelgruppe durchführen.

Dies könnte für einige ein Schock sein. All zu oft sehe ich, wie Menschen auf ihre Muskelgruppen hämmern und zwanzig, fünfundzwanzig oder sogar 30 Sätze durchführen.

Dies ist Übertraining, starke Zeitverschwendung und eine riesige Verschwendung der potenziellen und bestehenden Muskulatur.

Dein Körper kann so viel Schaden an der Muskulatur nicht effektiv reparieren, deine Muskulatur fängt dann an, zu schrumpfen und sich zu verformen.

6-9 Trainingssätze mit den Gewichten, die du auch handhaben kannst, sind die ideale Anzahl für das gesamte

Trainingsvolumen jeder einzelnen Muskelgruppe.

Wenn du 6-9 Trainingssätze pro Muskelgruppe durchführst, stimulierst du während des Trainings nicht nur deinen Muskel voll und ganz, du kannst dazu auch noch deine ideale Trainingszeit von 45-60 Minuten einhalten.

1-2: Mache zwischen den Sätzen 1 bis 2 Minuten Pause

Wenn du Gewichte hebst, spielen sich in deinem Körper eine Menge physiologischer Prozesse ab, die es dir ermöglichen deine Übung durchzuführen.

Die Anspannung der Muskulatur z.B. erfordert Zellenergie, Sauerstoff, bestimmte chemische Reaktionen und viele andere molekulare Prozesse. Bei jeder Wiederholung verminderst du die Fähigkeit des Muskels, sich wieder kräftig anzuspannen.

Eine ausreichende Erholungszeit zwischen den Sätzen ist das, was es dir ermöglicht, die Sätze oft genug zu wiederholen, um deinen Muskel optimal zu überlasten, um ihn zu stimulieren und kräftigen.

Der ganze Sinn der Pausen zwischen den Sätzen ist, dass du deinen Muskel darauf vorbereitest, den nächsten Satz mit dem maximalen Gewicht durchführen zu können.

Die Pausen zwischen den Sätzen sollten 1 bis 2 Minuten lang sein.

Diese Zeit reicht für deinen Muskel aus, um das maximale Hebepotenzial wieder herzustellen, indem er die Energiespeicher wieder auffüllt und die unerwünschten chemischen Nebenprodukte des vorherigen Satzes entfernt.

An einigen Tagen wirst du dich energiegeladen fühlen und dich schneller erholen können.

An anderen Tagen wirst du dich ein wenig langsamer fühlen.

Der Punkt ist, dass du dir zwischen den Sätzen selbst genug Zeit gibst, um bei jedem Satz die maximale Menge an Gewicht zu heben. Wenn eine Minute alles ist, was du benötigst, Klasse; wenn du die kompletten zwei Minuten brauchst, auch alles in Ordnung.

Du solltest deine Ruhezeit aber nicht länger als 5 bis 6 Minuten oder darüber hinaus haben. Das zieht deinen gesamten Trainingserfolg herunter und zerstört die Intensität des Trainings.

Es geht nicht darum, ob du den nächsten Satz machen möchtest oder nicht.

Es geht darum, dass deine Herzfrequenz nach dem vorherigen Satz wieder sinkt und du dich energievoll fühlst, noch einen weiteren Satz zu machen.

45-60: Trainiere nicht länger als 45 bis 60 Minuten

Wenn dein Training länger als eine Stunde dauert, dann läuft irgendetwas falsch. Du solltest es schaffen jedes Schlanker-Gesünder-Schöner-Workout innerhalb von 30-45 Minuten zu beenden und niemals mehr als eine Stunde brauchen.

Ein häufiger Grund, warum das Training von einigen mehr als 90 Minuten dauert, ist, dass sie sich nicht ausreichend auf ihre Pausenzeiten konzentrieren.

Sie nutzen die Pausen, um mit ihren Freunden zu reden, anstatt sich auf die Regeneration zu konzentrieren. Daraus werden dann oft 5, 7 oder sogar 10 Minuten lange Pausen.

Lange Trainingseinheiten sind aufgrund vieler Gründe schädlich für deinen Erfolg.

Erstens, es ist schwer, in 1 ½ Stunden seine geistige und körperliche Intensität auf dem gleichen Niveau zu halten. Vor allem, wenn du die Sätze mit 5 Minuten Pause dazwischen machst.

Zweitens, wenn du trainierst, produziert dein Körper Hormone, einschließlich Testosteron, Wachstumshormone und Cortisol.

Alle drei steigen während des Trainings an. Nach etwa einer Stunde Training, beginnen dein Testosteron und die Wachstumshormone zu sinken, während Cortisol weiter zunimmt. Je mehr Cortisol hinzukommt, desto mehr wird dein Körper katabolisch, also abbauend. In diesem Zustand weiter zu trainieren, verursacht ein negatives Übertraining.

Um ein Muskelwachstum zu erhalten, solltest du dein Training nach 60 Minuten beenden, sodass dein Cortisolspiegel zusammen mit dem Testosteron und Wachstumshormonspiegel sinken kann.

Ein anderer Grund für kürzere Trainingseinheiten ist die einfache Tatsache, dass es schön ist, nicht jeden Tag zu viel Zeit im Fitnessstudio zu verbringen.

3-5: Trainiere jede Muskelgruppe einmal in 3 bis 5 Tagen

Die Zeit, die du einer Muskelgruppe vor einem Training gibst, spielt beim Muskelwachstum eine wichtige Rolle.

Wenn du deinem Muskel signalisierst, dass er durch Überlastung wachsen soll, spielt sich das eigentliche Wachstum aber außerhalb des Fitnessstudios ab. Der Muskel wird größer und stärker, während sich der Körper für die in Zukunft höhere Belastung anpasst.

Wenn du nicht zulässt, dass sich dein Muskel vor dem nächsten Training vollständig erholt, ist es egal, wie konsequent du deinem Trainingsplan folgst. Du wirst nur minimale Erfolge erreichen.

Und wenn du das zu lange durchziehst, wirst du schwächer und schlapper werden und dein Energieniveau und dein Appetit werden drastisch abfallen. Durch zu wenig Regenerationszeit wirst du also deine Motivation und deinen Erfolg verlieren.

Studien belegen immer wieder, dass dein Körper 3 bis 5 Tage benötigt, um die Muskulatur nach einem Gewichtstraining vollständig zu reparieren.
Deine Genetik, deine Trainingsintensität, die Dauer und dein allgemeines Fitnesslevel bestimmen, wie viel Regenerationszeit dein Körper benötigt.

8-10: Mache nach 8 bis 10 Wochen Training eine Woche Pause

Gewichtheben kann sehr hart sein. Es ist schwer und intensiv, sodass sich die Muskeln und Gelenke eine Pause verdienen. Das zentrale Nervensystem benötigt 7 bis 14 Tage, um sich komplett von den Belastungen der Trainingseinheiten zu erholen und zu regenerieren.

Wenn du 3-5 Tage pro Woche trainierst, wird dein zentrales Nervensystem stufenweise überlastet und benötigt nach 8 bis 10 Wochen eine vollständige Regeneration.

Sei also nicht überrascht, wenn du dich nach 7 Wochen intensivem Training nicht ganz so energiegeladen fühlst. Nach dieser einwöchigen Regenerationszeit wirst du dich wieder frischer, energievoller und motivierter fühlen.

Mach dir keine Sorgen, dass du in der trainingsfreien Woche schwächer oder dicker wirst.

Im Gegenteil sogar, wenn du während dieser Woche richtig isst, wird dein Körper tatsächlich in einen hyperanabolen Zustand gehen, und du wirst deutlich stärker und besser ins Training zurückkehren.

Wenn du aus dieser Ruhe-Woche nicht vollständig regeneriert, stärker und fitter zurückkommst, dann empfehle ich dir das zu tun, was auch ich tue. Nämlich eine leichte Woche statt vollständige Ruhe.

Lange Zeit habe ich alle paar Monate eine komplette Woche mit dem Training pausiert, aber es schien meinem Körper nicht gut zu tun.

Während viele Frauen und Männer stärker aus dieser trainingsfreien Woche zurückgekommen sind, bin ich seltener stärker zurückgekommen. Was ich jetzt mache, funktioniert bei mir deutlich besser.

Ich gehe in dieser Regenerationswoche jeden Tag ins Fitnessstudio und trainiere mit leichten Gewichten. Mit etwa 40 bis 50 Prozent meines normalen Trainingsgewichtes mache ich dann sechs bis neun leichte Sätze.

So kommt es während der Regenerationswoche nie zu

einer Überlastung. Ich mache 8-10 Wiederholungen pro Satz, was die Muskulatur ein wenig pumpt und durchblutet.

Denke daran, dass dein zentrales Nervensystem Zeit braucht, um sich selbst auszugleichen.

Studien zeigen immer wieder, dass der Blutfluss zu den Muskeln die Regeneration und die Proteinsynthese verbessert.

Für die ersten 6-9 Monate dieses Programms empfehle ich dir, es zuerst mit der kompletten Woche Ruhe zu versuchen. Wenn sich das für dich nicht gut anfühlt oder du schwächer zurückkommst, dann empfehle ich dir die leichte Woche. Ich denke, du wirst es mögen.

Wie schnell sollte eine Wiederholung sein?

Deine Wiederholungen sollten die „2-1-2"-Regel befolgen. Das heißt, du brauchst für den ersten Teil deiner Wiederholung etwa 2 Sekunden. Dann hältst du die Anspannung für eine Sekunde. Der letzte Teil deiner Wiederholung benötigt dann wieder 2 Sekunden.

Beim Kreuzheben z.B. sieht es dann so aus, dass du die Gewichte etwa zwei Sekunden lang langsam nach oben hebst, oben etwa eine Sekunde deine Anspannung hältst und dann das Gewicht in zwei Sekunden langsam absenkst.

Diese Regel wendest du dann bei jeder einzelnen Wiederholung an.

Was ist mit Cardio?

Viele Menschen setzen ihr Cardio falsch ein. Sie erhoffen sich mehr davon, als es tatsächlich bewirken kann.

Es gibt 3 hauptsächliche Gründe, wie Cardio dir helfen kann, mehr Muskeln aufzubauen und Fett zu verbrennen:

1. Es verbessert die Erholung der Muskeln, indem es den Blutfluss zu den Muskeln erhöht.
2. Es verbessert die Stoffwechselreaktionen auf Nahrung

und hilft dir, deine Fettspeicherung zu minimieren.
3. Es verbessert deine Kondition und hilft, die Stoffwechselendprodukte besser abzutransportieren.

Cardio kann dir also helfen, den Fettabbau zu beschleunigen. Aber ob du tatsächlich Fett verlierst oder nicht, wird letztendlich von dem bestimmt, was und wie viel du isst.

Cardio dient dir deshalb nur zur Unterstützung. Wer gerne Cardio-Training durchführt, kann dieses bei Bedarf zusätzlich integrieren.

Wenn du dich dafür entscheidest, Cardio zusätzlich zum Krafttraining zu machen, dann solltest du einige wichtige Regeln beachten, um deine Trainingsergebnisse durch das Cardio-Training nicht negativ zu beeinflussen:

Regel 1: Trenne dein Kraft- und Cardio-Training mit mehreren Stunden
Cardio vor oder nach dem Gewichtstraining kann dich davon abhalten, deine Ziele zu erreichen. Warum?

Forscher aus der RMIT University haben in einer Studie im Jahr 2009 in Zusammenarbeit mit Athleten festgestellt, dass die Kombination von Krafttraining und Cardio in der gleichen Trainingseinheit, den Baustoffwechsel stören kann.

Sie haben festgestellt, dass die Kombination von Ausdauer-und Krafttraining "Mischsignale" zu den Muskeln sendet.

Cardio vor dem Krafttraining unterdrückt die anabolen Hormone, und Cardio nach Krafttraining erhöht den Abbau von Muskelgewebe.

Viele andere Studien bestätigen genau dieses Ergebnis: Das gleichzeitige Training von Ausdauer und Kraft beeinflusst sich gegenseitig negativ.

Du wirst also die besten Ergebnisse erzielen, wenn du dich bei deinen Trainingseinheiten entweder auf Kraft oder Ausdauer fokussierst.

Umso mehr Pause du zwischen dem Cardio und dem Krafttraining hast, desto besser.

Wenn es keine Möglichkeit gibt, dass du das Gewichtstraining von dem Cardio-Training trennst, empfehle ich dir, das Cardio-Training wegzulassen.

Regel 2: Mache nicht mehr als 3-mal pro Woche Cardio
Studien haben gezeigt, dass 3-mal Cardio pro Woche ausreichen, um deine Herz-Kreislauf-Funktion und dein Muskelwachstum zu verbessern. Selbst, wenn du deine Figur nur aufrechterhalten willst. Wer Cardio-Training hinzufügen möchte, sollte dies nicht mehr als 3-mal pro Woche tun.

Regel 3: Setze auf hoch intensive Intervall Cardio Trainingseinheiten (HIIT) für etwa 10-15 Minuten
Lange, wenig-intensive Cardio-Einheiten tendieren dazu, das Muskelwachstum negativ zu beeinflussen und relativ wenig Kalorien zu verbrennen.

Studien, wie die der Laval University und der University of New South Wales zeigen, dass kürzere und hoch-intensive Cardio-Einheiten mehr Kalorien verbrennen und das Muskelwachstum nicht negativ beeinflussen.

Daher empfehle ich dir HIIT Cardio Trainingseinheiten, die ca. 10-15 Minuten lang sind.

Die HIIT Cardio Trainingseinheit kannst du draußen, auf dem Laufband, auf dem Ergometer, Fahrrad oder dem Cardio-Gerät deiner Wahl durchführen. Die meisten bevorzugen hierfür jedoch das Laufband oder eine Laufbahn auf einem Sportplatz.

So sieht eine HIIT Cardio Trainingseinheit aus:

1. Du startest dein Training mit einem leicht-intensiven Warm-up für 2-3 Minuten (auf dem Laufband joggst du zum Beispiel).
2. Und dann gibst du für 30-60 Sekunden alles, so schnell, wie du kannst (auf dem Laufband sprintest

du). Machst du HIIT zum ersten Mal, wird das 30-Sekunden-Intervall viel sein. Bei jedem Training solltest du versuchen dich etwas zu steigern, um dich den 60-Sekunden-Intervallen zu nähern.
3. Nach dem hoch-intensiven Intervall wirst du langsamer, bleibst aber nicht stehen, und machst eine Erholungsperiode für genau die gleiche Zeit wie beim intensiven Intervall (hier also 30-60 Sekunden) (auf dem Laufband joggst du zum Beispiel langsam). Wenn du HIIT das erste Mal machst, sollte diese Erholungsperiode 1 ½ bis 2 Mal länger sein, als das hoch-intensive Intervall.

Du wiederholst diesen Zyklus vom intensiven Intervall und der Erholungsperiode für 10-15 Minuten. Merke: Immer, wenn du noch außer Atem bist und dein Herz noch rast, bist du noch nicht bereit, mit dem hoch-intensiven Intervall weiter zu machen.

Nach den 10-15 Minuten führst du für 2-3 Minuten mit einer leichten Intensität ein Cool-down durch.

HIIT-Training Ablauf im Überblick:
2-3 Minuten Warm-up
30-60 Sekunden intensives Intervall
30-60 Sekunden Erholungsperiode
30-60 Sekunden intensives Intervall
30-60 Sekunden Erholungsperiode
...
2-3 Minuten Cool-down

Fazit

Die meisten Frauen brauchen kein Cardiotraining, um schlank und fit zu werden. Wenn du aber zusätzlich Cardio-Training machen möchtest, dann orientiere dich am besten am HIIT-Training und beachte die Cardio-Regeln.

Dies sind die wesentlichen Grundlagen des Schlanker-Gesünder-Schöner-Trainingsprogramms.

Mit diesen Regeln wirst du maximale Ergebnisse erzielen und deinen optimalen Frauenkörper erreichen.

20 DEIN SCHLANKER-GESÜNDER-SCHÖNER-TRAININGSPLAN

Du weißt jetzt genau, wie du essen und trainieren sollst, um deine maximalen Ergebnisse zu erreichen. Alles, was du jetzt noch brauchst, ist ein genauer Trainingsplan, dem du zu folgen hast.

Wie du trainierst, ist genauso wichtig wie, welche Übungen du machst. Wenn du den Workouts aus diesem Kapitel folgst und dich an die Regeln in diesem Buch hältst, wirst du optimale Ergebnisse erzielen.

Die Übungen in deinem Trainingsplan fokussieren sich auf die großen Muskelgruppen, um die Effizienz des Trainings zu erhöhen.

Das Warm-Up

Bevor du beim Training deinen ersten „schweren" Satz machst, solltest du, die spezielle Muskelgruppe aufwärmen.

Durch das Warm-up wird der Muskel und das Bindegewebe mit ausreichend Blut versorgt und der Muskel optimal für das Training vorbereitet. Dadurch kannst du auch dein optimales Potenzial ausschöpfen.

Das Warm-up sollte den Muskel nicht ermüden. Es sollte ihn einfach nur mit ausreichend Blut füllen und die Sehnen und Bänder auf die schwere Belastung vorbereiten.

Dein Warm-up besteht aus drei Sätzen:
Für deinen ersten Warm-up-Satz machst du zwölf Wiederholungen mit etwa 50 Prozent deines Trainingsgewichtes. Dein aktuelles Trainingsgewicht ist das Gewicht, mit dem du nur ca. 8-10 Wiederholungen schaffst. Nach dem ersten Warm-up-Satz machst du für 1 Minute eine Pause.

Führe diese Wiederholungen nicht zu schnell, aber auch nicht zu langsam durch. Es soll sich leicht und angenehm anfühlen.

Ein kleines Beispiel: Wenn du deine Kniebeuge in der vergangenen Woche mit 9 Wiederholungen und 50 Kilogramm durchgeführt hast, würdest du dein Warm-up mit 25 Kilo beginnen, 12 Wiederholungen durchführen und danach 1 Minute Pause machen.

Bei deinem zweiten Warm-up-Satz nimmst du die gleichen Gewichte, wie beim ersten Satz und machst 10 Wiederholungen mit einer etwas schnelleren Geschwindigkeit. Und dann machst du wieder für 1 Minute eine Pause.

Bei deinem dritten Satz machst du nur 6 Wiederholungen und das mit 70 Prozent deines geplanten schweren Gewichtes. Die Wiederholungen führst du etwas langsamer durch. Danach machst du wieder für 1 Minute eine Pause.

Nach dem dritten Warm-up-Satz kommen die „schweren" Sätze mit der 100-prozentigen Belastung. Das sind die Sätze, die deine Muskeln wirklich in Form und zum Wachsen bringen. Die drei Sätze davor sorgen dafür, dass deine Muskeln für diese folgenden Sätze optimal vorbereitet sind.

SCHLANKER GESÜNDER SCHÖNER

Wie wechselst du jetzt zur nächsten Übung?

Sagen wir mal, du möchtest nach den Kniebeugen als nächste Übung den Ausfallschritt vorwärts machen. Dann würdest du mit dieser Übung wieder die gleiche Muskelgruppe trainieren.

Das heißt, dein Muskel ist bereits komplett aufgewärmt und in der Lage mit dem schweren Gewicht umzugehen. Es macht also keinen Sinn noch einmal Aufwärmsätze durchzuführen.

Anders sieht es aus, wenn du zu einer Muskelgruppe wechselst, die du noch nicht aufgewärmt hast. Wenn du also z.B. vom Latzug zum Kreuzheben wechselst.

Wenn du dein Rückentraining an der Latzug-Maschine beginnst und du dich hier aufwärmst, wird das auch in Ordnung sein, wenn du dann zu Übungen, wie das Rudern übergehst. Bei beiden Übungen trainierst du den oberen und mittleren Rücken.

Da aber das Kreuzheben hauptsächlich den unteren Rücken und die Oberschenkel belastet, solltest du hierfür wieder die Aufwärmsätze durchführen.

Dein Schlanker-Gesünder-Schöner-Trainingsplan

Ich habe einen Trainingsplan für dich erstellt, der es dir ermöglicht, in kurzer Zeit die besten Ergebnisse zu erzielen.

Dieser Plan ist für 4 Tage Gewichtstraining ausgelegt. Folgt mit einem anschließenden Ruhetag und geht dann wieder mit 4 Tagen Gewichtstraining weiter.

An den Ruhetagen solltest du komplett ruhen und kein Sport, Cardio oder Training machen. An diesem Tag soll dein Körper regenerieren.

Wenn du nur drei oder vier Tage in einer ganzen Woche trainieren kannst, dann empfehle ich dir, jeden zweiten Tag zu trainieren. Dadurch stimulierst du deine Muskulatur und sorgst auch gleichzeitig für ausreichend Regeneration.

Wenn du dem Trainingsplan folgst, den ich dir vorschlage, kannst du die besten Ergebnisse in kürzester Zeit erreichen.

Beginne mit der ersten Übung und mache deine Warm-up-Sätze, gefolgt von den schwierigen Sätzen. Wechsel dann zu der nächsten Übung auf dieser Liste und so weiter.

Wenn du noch nie mit Gewichten trainiert hast oder du noch nie diese Übungen gemacht hast, die ich dir empfehle, könntest du dich in der ersten Woche etwas ungeschickt fühlen. Du wirst dich aber schnell an die Bewegungsabläufe und Gewichte gewöhnen.

Um dich schneller und besser an jede Übung zu gewöhnen, empfehle ich dir, die Übungen mehrmals durchzulesen, bevor und nachdem du sie durchführst.

Nutze auch deine Warm-up-Sätze, um dich mit den Übungen vertraut zu machen, und fühle dich frei, auch 10 bis 12 oder sogar 12 bis 15 Wiederholungen durchzuführen.

Die erste Woche hilft dir, ein gutes Gefühl für die Übungen zu bekommen.

In der zweiten Woche wechselst du dann zu Gewichten, mit denen du 8 bis 10 Wiederholungen schaffst.

Trainingsplan für das Fitnessstudio

Tag 1: Beine und Po

1. Kniebeuge mit Kurz- oder Langhantel - 3 Aufwärmsätze und dann 5 Arbeitssätze

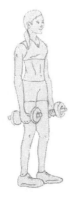
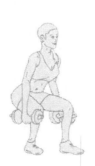
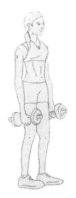

2. Ausfallschritt mit Kurz- oder Langhantel - 4 Arbeitssätze pro Bein (also insgesamt 8)

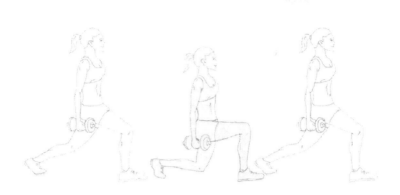

Nichts ist besser als Kniebeugen und Ausfallschritte um straffe, schlanke Beine und einen runden und knackigen Po zu trainieren.

Falls du Probleme im unteren Rücken hast, dann nehme anfangs etwas weniger Gewicht. Wenn du bei der Übung deinen Bauchnabel einziehst, kannst du zusätzlich deine tiefe Bauch- und Rückenmuskulatur trainieren.

Tag 2: Brust

1. Flachbankdrücken mit Kurz- oder Langhantel - 3 Aufwärmsätze und dann 4 Arbeitssätze

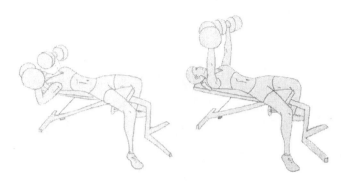

2. Schrägbankdrücken mit Kurz- oder Langhantel - 4 Arbeitssätze

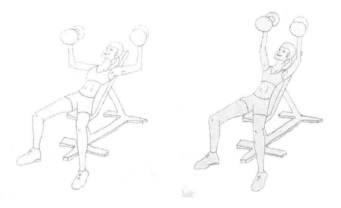

Das Bankdrücken ist eine der effektivsten Übungen für den Brustaufbau, die du machen kannst. Indem du das Flach- und Schrägbankdrücken durchführst, kannst du jeden Teil deiner Brustmuskulatur trainieren.

Tag 3: Bauch
1. Bauch-Roller - 3 Aufwärmsätze (je 20-40 Sekunden) und dann 4 Arbeitssätze (je 30-60 Sekunden)

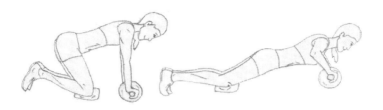

2. Unterarmstütz - 4 Arbeitssätze (je 30-60 Sekunden)

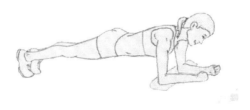

Die effektivsten Übungen für den Bauch habe ich durch jahrelanges Training herausgefiltert. Sie beruhen auf diesen zwei Übungen. Sie sind nichts Besonderes, aber sehr wirkungsvoll.

Bei beiden Übungen nutzt du keine Gewichte und machst sie stattdessen auf Zeit. Du versuchst also bei jedem Mal deine Zeit zu steigern und deine Übungen so sauber wie möglich auszuführen. Zwischen den Bauchmuskel-Übungen machst du ebenfalls für 1-2 Minuten eine Pause.

Tag 4: Rücken
1. Kreuzheben mit Kurz- oder Langhantel - 3 Aufwärmsätze und dann 3 Arbeitssätze

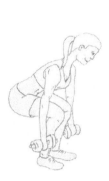
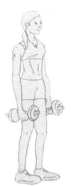

2. Latzug/Klimmzüge - 3 Aufwärmsätze und dann 3 Arbeitssätze

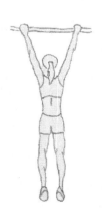
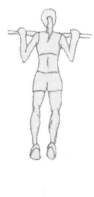

3. Freies Rudern mit Kurz- oder Langhantel - 3 Arbeitssätze

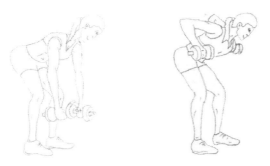

Diese Übungen sind sehr hilfreich, um deine Rückenmuskulatur kräftig aufzubauen. Diese Übungskombination wird deinen oberen und unteren Rücken trainieren.

Falls du Probleme im unteren Rücken hast, dann führe das Kreuzheben zu Beginn nur mit sehr leichtem Gewicht aus.

Tag 5: Ruhetag
Am Ruhetag bewegst du dich nur locker, machst Spaziergänge und lässt deinem Körper Zeit zur Regeneration.

Diese Reihenfolge der Trainingsübungen behältst du bei. Nach dem Ruhetag würdest du wieder mit Tag 1 anfangen. Also 4 Tage Gewichtstraining und anschließend 1 Tag Pause.

Diese beschriebenen Übungen sind Verbundübungen. Das bedeutet, du brauchst nicht noch zusätzlich deine Arme oder Schultern zu trainieren. Du trainierst sie bei diesen Übungen automatisch mit. Diese Übungen helfen dir, deine Arme und Schultern zu straffen, ohne dabei so große Muskeln wie Männer aufzubauen. Wenn du jedoch noch zusätzlich separate Übungen für deine Arme oder Schultern machen möchtest, kannst du dieses tun.

Wo trainierst du, um deine optimalen Ergebnisse zu erreichen?

Wie du bereits gelernt hast, benötigst du für das Training schwere Gewichte. Aus diesem Grund ist es also ratsam, dir entweder diese schweren Trainingsgewichte zu besorgen oder dich im Fitnessstudio anzumelden.

Die meisten Fitnessstudios bieten neben den Trainingsgeräten auch einen großzügigen Freihantelbereich an. Hier findest du in der Regel Kurzhanteln und Langhanteln mit den passenden Gewichten.

Wenn du im Fitnessstudio trainierst, kannst du dem eben beschriebenen Plan genau folgen. Trainierst du dagegen zu Hause und hast noch keine Kurz- oder Langhanteln, dann empfehle ich dir, auf Zeit zu trainieren oder die Übungen mit Gewichten, wie eine schwere Tasche oder Wasserflaschen durchzuführen.

Beim Training auf Zeit bedeutet das, du setzt dir zum Beispiel 1 Minute auf einer Stoppuhr und machst in dieser Zeit saubere, langsame und kontrollierte Wiederholungen einer Übung. Wichtig ist hierbei, dass du darauf achtest, die Übungen wirklich kontrolliert durchzuführen.

Während dieser Zeit sollst du zwar dein maximales Potenzial ausschöpfen und so viele saubere und kontrollierte Wiederholungen machen, wie du kannst, dein Ziel sollte aber dennoch nicht sein, je mehr Wiederholungen, desto besser.

Eine Grundregel: Es ist besser weniger saubere Wiederholungen, anstatt viele unkontrollierte Wiederholungen zu machen.

Nach wenigen Wochen werden sich deine Muskeln an diese Minute Training gewöhnen, sodass sie für dich nicht mehr so anstrengend ist. Wenn das der Fall ist, dann ist es an der Zeit, die Zeit zu erhöhen. Du erhöhst jeden Satz um 10 Sekunden.

So könnte beispielsweise dein Bein- und Po-Training aussehen: Du setzt dir eine Minute auf einer Stoppuhr und machst in dieser Zeit kontrollierte Kniebeugen. In der Regel schaffst du etwa 9-12 saubere Kniebeugen in einer Minute. Dann machst du 1-2 Minuten Pause und wiederholst dann 4 weitere Sätze Kniebeugen.

Im Anschluss darauf folgen die Ausfallschritte. Auch hier gilt: Jedes Bein macht 1 Minute lang 4 Sätze Ausfallschritt.

Für das Brustmuskeltraining empfehle ich dir die Liegestütze. Du machst auch hierbei 1 Minute lang, so viele und saubere Liegestütze, wie du kannst. Nach 1-2 Minuten Pause wiederholst du 5 weitere Sätze.

Beim Bauchmuskeltraining hältst du dich für 1 Minute im Unterarmstütz und wiederholst das ganze 6-mal.

Den Rücken zu Hause zu trainieren, ist ohne weitere Hilfsmittel nicht so einfach. Im Prinzip eignet sich fast alles, an dem du dich irgendwie hochziehen kannst.

Als Trainingsgerät für zuhause kann ich eine Klimmzugstange oder einen Equalizer empfehlen. Diese zwei Stangen sind vielseitig einsetzbar, leicht verstaubar und stabil genug.

Die vorgegebene Minute ist nur ein Beispiel, wie du dein Workout beginnen kannst. Passe die Zeit deiner körperlichen Fitness an.

Ein Vorschlag für deinen Trainingsplan für zu Hause

Tag 1: Beine und Po

- Kniebeuge - 3 Aufwärmsätze (je 20-40 Sekunden) und dann 5 Arbeitssätze
- Ausfallschritt - 4 Arbeitssätze pro Bein (also insgesamt 8)

Tag 2: Brust

- Liegestütze - 3 Aufwärmsätze (je 20-40 Sekunden) und dann 6 Arbeitssätze (je 30 bis 60 Sekunden)

Tag 3: Bauch

- Unterarmstütz – 3 Aufwärmsätze (je 20-40 Sekunden) und dann 6 Arbeitssätze (je 30-60 Sekunden)

Tag 4: Rücken
- Kreuzheben - 3 Aufwärmsätze (je 20-40 Sekunden) und dann 3 Arbeitssätze
- Klimmzüge - 3 Aufwärmsätze (je 20-40 Sekunden) und dann 3 Arbeitssätze
- Rudern - 3 Arbeitssätze

Tag 5: Ruhetag
Am Ruhetag bewegst du dich nur locker, machst Spaziergänge und lässt deinem Körper Zeit zur Regeneration.

Diese Reihenfolge der Trainingsübungen behältst du bei. Nach dem Ruhetag würdest du also wieder mit Tag 1 anfangen. Also 4 Tage Training und anschließend 1 Tag Pause.

Wenn du deinen Körper wirklich straffen und innerhalb kürzester Zeit deinen Traumkörper erreichen möchtest, dann kann ich dir nur ans Herz legen, dir schwere Gewichte zu besorgen oder dich im Fitnessstudio anzumelden. Denn nur mit den passenden Gewichten kannst du auch dein Ziel in kurzer Zeit erreichen.

Wenn du dir ein kleines Fitnessstudio zu Hause einrichten möchtest, benötigst du:
- 2 Kurzhanteln mit jeweils mindestens 20 Kilo (empfehlenswert ist hier ein Hantelsystem, dieses ist sehr platzsparend und erspart dir das häufige Ummontieren deiner Gewichtsscheiben)
- Hantelbank (die du positiv und negativ verstellen kannst)
- Klimmzugstange
- Matte
- Bauch-Roller

SCHLANKER GESÜNDER SCHÖNER

Die wichtigsten Übungen genau erklärt

Das Wichtigste beim Training ist die richtige Ausführung. Erst dadurch werden die Erfolge und die Gesundheit maximiert. Die meisten führen ihre Übungen nicht mit der richtigen Form/Haltung aus.

Sie krümmen beim Kreuzheben ihren Rücken damit sie noch schwereres Gewicht heben können.

Sie hören beim Bankdrücken 15cm vor ihrer Brust auf, weil sie glauben, dass es besser für ihre Schultern ist.

Sie gehen bei den Kniebeugen nur 30 bis 60 cm in die Hocke, weil sie ihre Knie schonen wollen.

Eine falsche Haltung und Ausführung der Übungen sorgt nicht nur dafür, dass die Ergebnisse nicht optimal sind, sondern erhöht auch das Risiko für Verletzungen.

Schwere, halbe Wiederholungen beim Bankdrücken erhöhen unnötig die Belastung der Schultern. Halb ausgeführte Kniebeugen schaden deinen Knien.

Voll ausgeführte und saubere Bewegungen mit Gewichten stärken die Bänder, Sehnen und Gelenke.

Werden die Übungen sauber ausgeführt, können die Ergebnisse optimiert und Verletzungen reduziert werden.
Die folgenden Kapitel erklären, wie du die Grundübungen in deinem Trainingsprogramm sauber ausführen kannst.

Beckenboden und Bauchspannung

Es ist sehr wichtig, bei jeder Übung die richtige Grundspannung der tiefen Bauchmuskulatur und der Beckenbodenmuskeln zu haben. Ist diese Spannung nicht da, kann der Rücken während der Übungen schnell durchhängen, wodurch Rückenschmerzen entstehen.

Diese Spannung hilft auch, den Beckenboden zu trainieren und dadurch Inkontinenzprobleme zu reduzieren.

Der Beckenboden ist ein Muskel im Körper, welcher horizontal und im Schritt liegt. Wenn der Beckenboden angespannt wird, sieht man das nicht. Die Beckenbodenspannung ist eine innerliche Anspannung.

Um den Beckenboden gezielt anzuspannen, kannst du dir folgende Situation vorstellen: Du stehst vor einem besetzten WC und versuchst den Urin innerlich wegzudrücken.

Die Beckenbodenspannung ist nicht das Zusammendrücken der Pobacken oder das Anspannen deiner Adduktoren, wenn du zum Beispiel mit den Beinen überkreuzt stehst.

Die Beckenbodenspannung ist eine ausschließlich innerliche Anspannung deiner horizontalen Muskeln in deinem Becken.

Deine Pomuskeln und Adduktoren können die Beckenbodenanspannung aber unterstützen und hilfreich sein, um dir ein Gefühl für die Beckenbodenspannung zu geben.

Bei jeder Übung ist es wichtig, den Beckenboden und die tiefe Bauchmuskulatur anzuspannen, um dadurch einen straffen Bauch anzutrainieren.

Bevor du also mit der Ausführung einer Übung beginnst, spannst du zuerst deinen Beckenboden an und ziehst den Bauchnabel ein, als würdest du eine enge Hose zu machen wollen. Du hältst die Spannung, atmest ein und aus.

Dann atmest du wieder ein und versuchst den Bauchnabel und Beckenboden bei der nächsten Ausatmung noch tiefer einzuziehen und anzuspannen.

Du kannst die Übung mehrmals wiederholen, um ein besseres Gefühl dafür zu bekommen. Je öfter du die Übung wiederholst, desto schneller wird die Anspannung für dich automatisch.

Kniebeugen mit Kurzhanteln seitlich gehalten

Jeder, der Kniebeugen im Fitnessstudio sauber ausführt, hat meinen Respekt. Egal mit wie viel Gewicht.

Leider machen es immer noch viel zu viele falsch.

Der häufigste Fehler ist, dass sie nicht tief genug gehen. Die

Hüften müssen bei der tiefsten Stelle der Kniebeugen etwas tiefer als die Knie selbst sein.

Die flachen Kniebeugen führen zu verschiedenen Knieproblemen, besonders wenn schwere Gewichte hinzukommen. Die richtige Ausführung wiederum stärkt sie.

Für Kniebeugen benötigst du zwei Kurzhanteln. Das Gewicht ist für jeden sehr individuell.

Nimm am besten so viel Gewicht, dass du in deinen Sätzen nicht weniger als 8 und nicht mehr als 10 Wiederholungen schaffst.

Stell deine Fersen schulterbreit auseinander und platziere deine Kurzhanteln neben den Füßen. Deine Füße sollten etwa 30 Grad nach außen gerichtet sein. Also die Zehen deines linken Fußes auf 11 Uhr und die Zehen des rechten Fußes auf 1 Uhr. Spanne jetzt deinen Beckenboden an und ziehe deinen Bauchnabel ein.

Visiere dir einen Punkt auf dem Boden an, der etwa 2 Meter von dir entfernt ist, und schaue während des gesamten Satzes da drauf. Schaue nicht, wie viele andere hoch zur Decke, allein dies ruiniert komplett deine Haltung - es macht es dir einfach unmöglich, die angemessene Position einzunehmen. Dadurch wird die Haltung der Brust verändert, die Hüftbewegung irritiert und Nackenprobleme verursacht.

Beuge dich jetzt nach unten und greif nach den Hanteln. Strecke dabei dein Gesäß nach hinten raus und setze dich mit dem Po so weit nach unten, dass deine Brust noch aufrecht ist und dein Rücken gerade und angespannt bleibt.

Es ist ein bisschen so, als ob du dich in Frankreich auf ein Plumpsklo „setzen" möchtest. Das ist deine Abwärtsbewegung.

Bei der Aufwärtsbewegung ziehst du die Hanteln entlang deiner Beine nach oben und bei der Abwärtsbewegung nach unten. Indem du die Hanteln entlang deiner Beine führst, behältst du fast automatisch die richtige Haltung für diese Übung.

Viele neigen dazu, je tiefer sie bei der Kniebeuge gehen, die

Knie immer weiter nach vorne gleiten zu lassen. Dieses Vorgleiten führt aber häufig zu unangenehmen Schmerzen und Probleme der Knie.

Während der Kniebeuge sollten die Knie nicht weiter als die vorderen Zehen sein. Das heißt, du solltest deine Zehen immer noch sehen können.

Bei dem tiefsten Punkt der Kniebeuge sollte dein Gesäß weit hinten und tiefer als die Knie sein und dein Rücken sollte so aufrecht wie möglich gehalten werden.

Du gehst mit den Hanteln so weit runter, bis sie fast den Boden berühren.

Dann kommst du wieder so hoch, bis du wieder aufrecht stehst. Die Hanteln befinden sich dann etwa auf Hüfthöhe rechts und links von dir. Atme während der Aufwärtsbewegung aus.

Wenn deine Hüften schneller als deine Schultern hochgehen, wirst du beginnen nach vorne zu kippen, wodurch die Belastung auf den unteren Rücken sehr hoch wird.

Wenn du an nichts anderes denkst, als nur daran, deine Hüften gerade hochzufahren und die Hanteln entlang deiner Beine zu gleiten, wirst du es richtig machen.

Behalte deine Brust und deinen Rücken aufrecht und mache keinen Buckel. Erinnere dich immer wieder daran, deinen Bauchnabel einzuziehen und den Beckenboden anzuspannen.

Stelle deine Füße während der Übung nicht komplett gerade hin, dadurch werden die Knie stark belastet.

Achte auch darauf, dass deine Knie bei der Übung nicht nach innen fallen. Dies ist ein Zeichen, dass die Pomuskulatur zu schwach ist und die Knie nicht genug stabilisiert werden.

Mit den Kniebeugen trainierst du dir einen runden Po und stärkst die Stabilität deiner Knie.

Wenn du Schwierigkeiten damit hast, deine Knie während der Aufwärtsbewegung so zu halten, wie ich eben beschrieben habe, dann nehme leichteres oder gar kein Gewicht, gehe in die Kniebeuge und hebe währenddessen deine Zehen vom Boden an, sodass du während der Abwärtsbewegung dein gesamtes

Gewicht auf deine Fersen überträgst und dir dadurch die Übung erschwerst.
Wenn du dies tust, hast du fast keine andere Wahl, als nur die Knie nach außen zeigen zu lassen.

Bei der Kniebeuge kannst du die Kurzhanteln entweder seitlich halten, diese auf Schulterhöhe platzieren oder eine beladene Langhantel am Rücken auf Höhe deiner Schulterblätter festhalten.
Mit der unterschiedlichen Haltung deiner Hanteln variierst du auch die Schwierigkeit der Übung. Das heißt, mit der Langhantel am Rücken und den Kurzhanteln auf Schulterhöhe wird die Übung anstrengender.

Bankdrücken

Viele Frauen denken, dass Bankdrücken eine reine Männerübung ist. Wenn die Männer den Fitnessstand des anderen beurteilen möchten, fragen sie oft als Erstes wie viel Gewicht der andere beim Bankdrücken stemmen kann.
Bankdrücken ist aber auch eine gute Übung für Frauen. Es trainiert nicht nur die Brustmuskulatur, welche die Brust natürlich strafft, es stärkt auch die Schultern, den Trizeps und den Rücken.
Durch den Wunsch viel Gewicht zu stemmen, entstehen oft sehr viele Fehler und die Übung wird nicht richtig ausgeführt. Das Gewicht wird dann zum Beispiel auf dem Weg nach unten fehlerhaft abgesenkt, der Rücken wird zu stark gewölbt, die Schultern werden nach vorne gerollt oder die Ellbogen fangen an zu flackern.
Eine falsche Ausführung bei hohem Gewicht ist der Grund für viele Verletzungen, die dabei entstehen.
Für das Bankdrücken benötigst du eine Langhantel oder zwei Kurzhanteln, die mit so viel Gewicht beladen sind, dass du in den Sätzen nicht weniger als 8 und nicht mehr als 10 Wiederholungen schaffst. Bereite dir die Kurz- oder Langhantel vor und lege sie bereit.

Um das Bankdrücken richtig auszuführen, sollte die Körperhaltung richtig eingestellt werden. Lege dich dafür auf die Bank auf den Rücken und ziehe deine Schulterblätter hinten zusammen. Behalte deinen Rücken während der gesamten Übung zusammengezogen und angespannt.

Dein Rücken sollte vor und während der Übung einen leichten Bogen haben. Der Raum zwischen deinem unteren Rücken und der Bank sollte so eng sein, dass höchstens eine Faust dazwischen passt.

Ziehe deinen Bauchnabel ein und spanne deinen Beckenboden an. Strecke deine Brust nach vorne raus und behalte sie während der gesamten Übung „oben".

Platziere beide Füße fest auf den Boden, stelle sie im Raum leicht auseinander und stemme sie in den Boden.

Der Oberschenkel sollte dabei parallel zum Boden sein und der Unterschenkel senkrecht zum Boden zeigen. Dabei bildet sich zwischen Unterschenkel und Oberschenkel ein 90°-Winkel. Dadurch wird deine Kraft gesteigert und eine starke Wölbung vom Rücken verhindert.

Greife jetzt nach den Gewichten. Bei der Langhantel sollte die Griffbreite ein paar Zentimeter breiter als schulterbreit sein. Also je nach Körperbau etwa 50-60 cm.

Wenn dein Griff zu schmal ist, wirst du an Festigkeit und Intensität verlieren. Ist der Griff zu weit, wird dadurch die Beweglichkeit und damit die Wirksamkeit der Übung reduziert.

Umfasse die Stange kräftig mit den Händen und versuche sie wie eine Spaghetti zu zerquetschen. Dies wird dir bei der Übung mehr Kraft geben.

Deine Ellbogen sollten vom Körper etwa 45-60 Grad nach außen gerichtet sein.

Bringe jetzt die Langhantel oder die zwei Kurzhanteln bis zum unteren Rand deiner Brustmuskulatur. Lass das Gewicht nur kurz deine Brust berühren und drücke es dann kontrolliert wieder nach oben. Atme während der Aufwärtsbewegung aus.

Die Hanteln sollten sich in einer geraden Linie nach oben und nach unten bewegen.

Halte während der gesamten Übung die Spannung in den Schulterblättern. Dadurch verhinderst du, dass du das Gewicht mit deinen Schultern stemmst.

Halte deinen Po die ganze Zeit auf der Bank. Hebt der Po ab, ist das Gewicht höchstwahrscheinlich zu schwer.

Das Schrägbankdrücken ist eine sehr gute Variation fürs Bankdrücken. Dabei wird die Schultermuskulatur und der obere Teil der Brust mittrainiert.

Beim Schrägbankdrücken ist die Bank zwischen 30 und 45 Grad aufgerichtet. Der Bewegungsablauf bleibt genauso wie beim Flachbankdrücken. Die Hantelstange sollte beim Kinn vorbeigehen und das Schlüsselbein nur leicht berühren.

Diese Bewegung wird dir ermöglichen, die Stange auf einem geraden vertikalen Weg nach oben zu führen.

Lies dir die Übung gerne mehrmals durch. Mach sie auch zuerst mit leichten Gewichten, um dich an den Bewegungsablauf zu gewöhnen.

Bauchmuskulatur

Die Unterarmstütze sind neben dem Bauch-Roller eines der besten Übungen.

Sie sind eine sehr gute Möglichkeit mit dem Training der Bauchmuskeln anzufangen. Sobald die Bauchmuskeln kräftiger sind, kann die Bauch-Roller-Übung gemacht werden.

Für diese Übung brauchst du eine Gymnastikmatte und einen Timer/ Stoppuhr. Da du bei dieser Übung ohne Gewichte arbeitest, brauchst du die Zeit.

Stelle dich für die Übung in den tiefen Vierfüßlerstand. Stell dich auf deine Knie, beuge deine Ellbogen im rechten Winkel an und stütze dich auf deinen Unterarmen ab.

Ziehe deinen Bauchnabel fest ein, so als würdest du eine enge Hose zu machen wollen und spanne deinen Beckenboden an. Ziehe deine Schulterblätter hinten zusammen und nach unten.

Löse nun deine Knie und hebe sie etwa 1 Zentimeter von der Matte hoch und stütze dich dabei auf deine Zehen und den Unterarmen ab.

Halte deinen Rücken und Bauch währenddessen stark angespannt.

Diese Übung ist eine isometrische Übung, das bedeutet, du hältst deinen Körper während der ganzen Zeit in der Position und machst keine Bewegungen.

Achte darauf, dass du während der Übung immer wieder deinen Bauchnabel fest einziehst und deinen Beckenboden anspannst. Wenn der Bauch kräftig eingezogen wird, streckt sich automatisch der untere Rücken und die untere Wirbelsäule wird stabilisiert.

Atme während der Übung gleichmäßig weiter und halte die angespannte Position am Stück für etwa 30 bis 60 Sekunden.

Wiederhole die Übung so oft wie empfohlen.

Achte während der Übung darauf, dass sich dein Becken in einer horizontalen Linie befindet und nicht zur einen Seite absinkt. Damit trainierst du dir eine symmetrische Bauchmuskulatur an.

Mache während der Übung ein Doppelkinn und halte deine Augen zur Matte gerichtet. Dadurch streckst du deine Halswirbelsäule und verhinderst Nackenschmerzen.

Lege dir am besten ein weiches Handtuch unter deine Ellbogen, um hier Druckpunkte zu vermeiden.

Stehe nach jedem Satz auf und mache eine Pause im Stehen. Dies sorgt dafür, dass du warm bleibst und verändert die Belastung auf das Herz-Kreislauf-System.

Um die Intensität der Übung zu steigern, kannst du entweder deine Zeit verlängern oder dir die Übung erschweren.

Ich empfehle dir erst aus dieser Ausgangstellung deine Zeit zu steigern.

Sobald du es schaffst die Übung über 45 Sekunden zu halten, dann verändere deine Ausgangsstellung.

Bei der schwierigeren Ausgangsstellung legst du dich zuerst auf deinen Bauch, stützt dich auf deine Unterarme und drückst dich dann mit deinen Zehen und Ellbogen hoch.

Dein Bauch ist währenddessen kräftig eingezogen, die Beckenbodenmuskulatur angespannt und die Knie gestreckt.

Mit dieser Variante trainierst du noch intensiver deine untere Rückenmuskulatur und solltest stärker darauf achten, dass du im Rücken nicht durchhängst und deine Stellung konstant beibehältst.

Kreuzheben (Deadlifts)

Das Kreuzheben gehört zu einer der härtesten und effektivsten Übungen, die du für den unteren Rücken machen kannst.

Du wirst nur selten jemanden sehen, der beim Kreuzheben eine perfekte Haltung hat und dabei sehr viel Gewicht hebt. Immer wieder schleichen sich während dieser Übung Fehler ein.

Aus diesem Grund möchte ich dir beschreiben, wie du die Übung richtig ausführst, worauf du achten sollst und wie du viele Fehler vermeiden kannst.

Für diese Übung benötigst du eine Langhantel oder zwei Kurzhanteln, die mit so viel Gewicht beladen sind, dass du in den Sätzen nicht weniger als 8 und nicht mehr als 10 Wiederholungen schaffst.

Stell deine Fersen etwas schmaler als schulterbreit auseinander und richte deine Zehen etwas nach außen.

Ziehe deinen Bauchnabel ein und spanne deinen Beckenboden an.

Halte deinen Rücken so aufrecht wie möglich, beuge deine Knie und greife die Langhantelstange etwa schulterbreit auseinander.

Eine andere Griffoption ist die „sich abwechselnde" Methode, wo die eine Handinnenfläche nach oben schaut und die andere nach unten schaut. Diese Grifftechnik kann zum Heben von schwerem Gewicht angewandt werden.

Beim Training mit Kurzhanteln nimmst du beide Hanteln in die Hände und hältst diese etwa schulterbreit auseinander.

Deine Arme sollten sich außen neben deinen Beinen befinden und genügend Raum zwischen deinen Daumen und den Oberschenkeln lassen.

Strecke deine Brust nach vorne aus und führe deine Schultern nach hinten unten. Deine Arme sollten komplett angespannt und fest sein.

Dies ist nun deine Startposition.

Nehme einen tiefen Atemzug und starte die Aufwärtsbewegung, indem du beginnst deine Knie zu strecken. Dann ziehst du das Gewicht nur durch die Aufrichtung deines Rückens hoch zu deinen Schienbeinen.

Dann streckst du immer mehr deine Hüften in die Aufwärtsbewegung und hältst während des gesamten Weges deinen Rücken angespannt und gerade.

Du bewegst das Gewicht nun entlang deiner Schienbeine hoch und rollst sie über deine Knie und Oberschenkel bis dein Rücken aufrecht und vertikal steht. Richte während der ganzen Zeit deine Brust auf und ziehe deine Schultern nach hinten unten.

Achte darauf, dass du die Bewegung mit der Kraft deiner unteren Rückenmuskulatur ausführst, nur so wirst du die meisten Erfolge erzielen und einen kräftigen Rücken bekommen. Atme während der Auswärtsbewegung aus.

In der zweiten Hälfte dieser Übung bewegst du das Gewicht wieder kontrolliert herunter:

Du beugst deine Hüften und senkst das Gewicht in einer geraden Linie wieder nach unten bis zu den Knien. Von diesem Punkt beginnst du deine Knie zu beugen, und das Gewicht langsam an den Schienbeinen herunterzulassen.

Der Rücken bleibt während der gesamten Zeit fest angespannt und die Bauch- und Beckenbodenmuskulatur angespannt.

Denke daran, dass die Startposition beim Kreuzheben nicht die gleiche wie die Endposition der Kniebeugen ist. Beim Kreuzheben müssen die Hüften höher sein als bei der Endposition der Kniebeugen.

Wenn du die Aufwärtsbewegung mit gebogenen Ellbogen startest, setzt du eine unnötige Belastung auf deinen Bizeps. Halte deshalb deine Ellbogen während der gesamten Aufwärtsbewegung gerade.

Wenn es dir schwerfällt, die Hanteln zu halten, wechsele den Griff oder verwende Armriemen.

Die Übungen vom Schlanker-Gesünder-Schöner-Trainingsplan fokussieren sich auf die großen Muskelgruppen, um die Effizienz zu erhöhen. Diese und noch weitere Übungen findest du auch in Form von Videos im Internet oder im Fitnessstudio deiner Nähe.

Wenn du zusätzlich Übungen machen möchtest, die hier nicht aufgelistet sind, dann sollte darauf geachtet werden, dass es anstrengende Übungen sind, bei denen möglichst große Muskelgruppen beansprucht werden.

21 AB HIER WIRD SICH DEIN KÖRPER VERÄNDERN

Ich glaube, wir sind so weit. Ich glaube, wir haben so langsam einen wichtigen Punkt erreicht.

Du hast bereits begonnen dir selbst zu beweisen, dass du deinen Körper schneller verändern kannst, als du es jemals für möglich gehalten hast.

Es ist eigentlich ziemlich schön zu wissen, dass wir es selbst in der Hand haben, wie unser Körper aussieht und ob er gesund ist. Wir steuern unseren Körper und nicht er uns.

Egal, in welcher Situation du dich jetzt befindest. Ich bin überzeugt davon, dass du den Körper und das Leben erreichen kannst, welches du dir wünschst.

Sei deswegen nicht überrascht, wenn dein neu gewonnenes Selbstbewusstsein, Aussehen und Kraft auch andere Bereiche deines Lebens positiv beeinflussen wird, und du anfangen wirst, auch andere Bereiche deines Lebens zu optimieren.

Ab dieser Stelle musst du nur noch den Weg gehen. In 12 Wochen wirst du in den Spiegel schauen und sagen: „Ich bin froh, dass ich das gemacht habe", und nicht, „Schade, dass ich es nicht gemacht habe".

Mein Ziel ist es, dir zu helfen, deine Ziele zu erreichen. Und ich hoffe von ganzem Herzen, dass ich dir mit diesem Buch helfe.

Ich möchte nicht nur, dass du in Form kommst. Ich wünsche mir für dich, dass du Ziele erreichst, die du für unmöglich gehalten hast. Ich möchte, dass du dich wohlfühlst, dass du glücklich bist und das Steuer selbst in der Hand hältst.

22 WENN ES NICHT FUNKTIONIERT

Viele haben sich daran gewöhnt nur noch auf ihr Gewicht zu achten. Du solltest berücksichtigen, dass du dich bei diesem Programm nicht unbedingt auf die Waage verlassen kannst.
Wenn du dem folgst, was du in diesem Buch gelernt hast, wirst du Fett abbauen und straffe Muskulatur aufbauen. Deine Waage wird dir also nicht immer die Ergebnisse anzeigen, die du erwartest. Wenn der Körperfettanteil sinkt und der Muskelanteil steigt, kann auch das Gewicht auf der Waage steigen.
Andererseits kann das Gewicht sinken, wenn der Körper dehydriert ist, aber noch kein Körperfett verschwunden ist. Beide Werte können einen falschen Eindruck wecken.
Um deine Fortschritte richtig zu beurteilen, solltest du deshalb noch auf andere Kriterien achten:

- Deine Kleidung: Ist sie lockerer, straffer oder ist das gleiche Gefühl immer noch da?
- Der Spiegel: Bist du dünner oder dicker geworden oder gleich geblieben?
- Deine Energie: Fühlst du dich energievoll, müde oder irgendwo dazwischen?
- Deine Kraft: Ist sie gestiegen, weniger oder gleich

geblieben?
- Dein Schlaf: Bist du zum Ende der Nacht erschöpft, kannst du deine Probleme ausklingen lassen oder hat sich nichts geändert?

Du solltest dich während der Ernährungsumstellung niemals ausgehungert oder energielos fühlen. Je nachdem, wie du dich vor der Ernährungsumstellung ernährt hast, könntest du dich in den ersten 21 Tagen etwas hungrig fühlen. Aber nach dieser Zeit solltest du dich während des ganzen Tages wohl und ausgeglichen fühlen.

Trainierst du zum ersten Mal mit Gewichten und hast mit der Ernährungsumstellung angefangen, um überschüssiges Gewicht zu verlieren, so sollte deine Kraft Woche für Woche steigen.

Falls es nicht so ist, können die Ursachen dafür zu wenig Essen, nicht sauberes Training oder zu kurze Erholungspausen sein.

Wenn du zur Schlafenszeit todmüde bist, ist es nicht zwangsweise ein schlechtes Zeichen. Dies passiert häufig, wenn mit Krafttraining begonnen wird.

Es ist wichtig, dass du lange und tief schläfst. Wenn dein Herz in der Nacht schnell schlägt und du ängstlich, besorgt und angespannt bist, dich im Bett wendest und drehst, und wenn du mehrmals in der Nacht aufwachst, könntest du zu schwer trainiert oder zu wenig gegessen haben.

Wenn es nicht funktioniert – Checkliste

Wenn du auf der Waage, im Spiegel oder an deiner Kleidung keine Veränderungen merkst, stimmt irgendetwas nicht:

Gehe die Listen durch und prüfe, ob du wirklich die in den Kapiteln beschriebenen Ernährungsregeln befolgst.

Überprüfe auch deine Trainingsübungen. Achte darauf, dass du die Übungen sauber, fehlerfrei und mit voller Intensität ausführst. Nutze genügend Gewicht und überlaste deine Muskulatur.

- Trinkst du ausreichend sauberes Wasser?
- Trinkst du täglich grüne Smoothies?
- Isst du zu 60-80% basisch wirkende und nur zu 20-40% Säure bildende Lebensmittel?
- Greifst du bei den Säure bildenden Lebensmittel zu den guten Säurebildnern?
- Nimmst du genug Proteine, gute Fette und Kohlenhydrate (mit einem niedrigen glykämischen Index) zu dir?
- Nimmst du genug Vitamine und Mineralstoffe zu dir?
- Isst du zu viele Speisen, die über 40°C erhitzt sind?
- Kaust du dein Essen gut genug?
- Hungerst du?
- Isst du noch irgendetwas, was Zucker, künstliche Zutaten oder künstliche Konservierungsmittel enthält?
- Isst du verarbeitete Sojaprodukte?
- Isst du zu viel Fleisch?
- Trinkst du Alkohol?
- Trinkst du kohlensäurehaltige Getränke (auch Wasser)? Sie wirken im Körper Säure bildend und unterbrechen für etwa 12 Stunden die Calciumaufnahme.
- Nascht du heimlich Cookies oder Schokolade?
- Überprüfe dein Wasser. Befindet es sich in Plastikflaschen? Enthält es Fluoride? Chlor?
- Schläfst du genug? Kann dein Körper ausreichend regenerieren?
- Haben deine Muskeln genügend Regenerationszeit oder trainierst du täglich die gleichen Muskelgruppen?
- Trainierst du mit ausreichend Gewichten?
- Hast du Stress?

Möchtest du wirklich einen schlanken, gesunden und schönen Körper haben? Ich mache jetzt keine Witze. Einige Menschen lieben die Aufmerksamkeit und das Mitleid.

SCHLANKER GESÜNDER SCHÖNER

In der Regel sind es die Menschen, die in ihrer Beziehung und in ihrem Umfeld nicht genügend Aufmerksamkeit bekommen.

Vielen Menschen ist es nicht bewusst, dass sie dieses tun. Sie wollen zum Beispiel krank sein, weil sie dann mehr von ihrem Ehepartner und ihrer Familie versorgt werden. Diese Menschen brauchen Liebe und Verständnis.

Wenn du krank oder übergewichtig sein möchtest, um die Aufmerksamkeit von anderen zu bekommen, dann sei dir bitte im Klaren, dass dies die Menschen eigentlich nur vertreibt. Niemand möchte mit negativen und problemorientierten Menschen umgeben sein.

Unsere Gedanken und innere Einstellung haben auf uns und unser Verhalten eine große Wirkung. Sie können uns helfen, aber auch schaden. Sei deshalb liebevoll in allem, was du tust.

23 HÄUFIG GESTELLTE FRAGEN

Frage: Ich finde keine Zeit zum Sport, aber ich möchte gerne in Form kommen. Was kann ich tun?

Ich kenne niemanden, der Zeit für Sport findet. Zu mir hat noch nie jemand gesagt: „Alwin, ich habe in den nächsten Tagen viel Zeit. Ich habe mir gedacht, dass ich in dieser Zeit für ein paar Stunden ins Fitnessstudio gehe, um in Form zu kommen. Was soll ich tun, wenn ich dort bin?"
Es ist immer das Gegenteil. Die meisten Menschen sind zu beschäftigt, führen ein hektisches Leben und haben das Gefühl, dass sie keine Zeit für etwas Neues haben. Das stimmt so aber nicht.

Menschen, die ihren Körper erfolgreich transformiert haben und gesund sind, haben auch nur 24 Stunden an einem Tag. In dieser Zeit müssen sie, wie auch du und ich, die gleichen Dinge erledigen. Sie gehen zur Arbeit, haben eine Familie, einen Haushalt und ein soziales Leben.

Aber der Punkt hierbei ist: Diese Menschen planen ihren Tag und nehmen sich 30-45 Minuten Zeit für ihre Übungen. Einige sehen dafür abends eine Stunde weniger fern, während andere eine Stunde früher Aufstehen oder ihre Kinder nach dem Abendessen dem Ehepartner übergeben, um diese Zeit für den Sport zu nutzen.

Die Sache ist die, wenn du wirklich Sport machen möchtest, findest du auch die Zeit dafür. Ich bin mir sicher, dass du es dann schaffst.

Frage: Ich bin viel unterwegs. Kann ich trotzdem diesem Programm folgen?

Absolut. Es erfordert jedoch eine gute Planung:

1. Wenn du dich in verschiedenen Hotels aufhältst, suche dir ein Hotel aus, bei dem sich in der Nähe ein adäquates Fitnessstudio befindet. Viele Hotels haben nicht die Fitness-Einrichtungen, die du für dein Training benötigst.
2. Plane dein Training. Für die meisten Reisenden bedeutet dies, dass sie entweder früh am Morgen oder nach dem Abendessen trainieren.
3. Nehme dein Proteinpulver etc. mit und folge einfach deiner regelmäßigen Tagesroutine. Es könnte dir vielleicht etwas schwieriger fallen, dich während einer Reise an deine Ernährungsregeln zu halten. Aber es ist machbar.
4. Bevor du reist, erkundige dich nach einem Supermarkt in deiner Nähe, um deine frischen Lebensmittel zu bekommen und plane vorher, was du während deiner Reise essen wirst.

Wenn du während deiner Reisen, nicht die Möglichkeit hast, in ein Fitnessstudio zu gehen, kannst du immer noch diese Trainingsroutine machen, um deine Form und deine Kraft zu behalten:

- 60 Sekunden Liegestütze (so viele du kannst)
- 30 Sekunden Pause
- 60 Sekunden Kniebeugen (so viele du kannst)

- 30 Sekunden Pause
- 30 Sekunden auf der Stelle mit laufen und dabei die Knie so hoch, wie es geht, nehmen
- 30 Sekunden Pause
- 60 Sekunden Ausfallschritt (so viele du kannst, und dann die Seite wechseln)
- 30 Sekunden Pause
- 60 Sekunden Unterarmstütz
- Und wieder mit den Liegestützen beginnen und die Runde 3-5 Mal wiederholen.

Frage: Ich habe von dem Buch einem Trainer erzählt, und er ist davon nicht begeistert und sagt, dass ich etwas anderes machen soll. Hat er recht?

Ich bin mir sicher, dass der Trainer sein Herz an der richtigen Stelle hat und er, versucht, dir zu helfen. Leider haben einige Trainer nicht das ausreichende Know-how.

Die meisten davon sind selbst nicht in Form und geben nur das weiter, was sie in ihren Kursen gelernt haben. Und das meistens, ohne dass sie die genauen Techniken, den Sinn und die Effektivität darüber verstanden haben.

Wenn du dem folgst, was du in diesem Buch gelernt hast, wirst du großartige Erfolge erzielen - das garantiere ich dir!

Frage: Ich habe Angst Muskulatur aufzubauen. Ist das Programm das Richtige für mich?

Auf jeden Fall. Trainierst du deine Muskulatur mit schweren Gewichten, wird sie straff und sieht besser aus. Mit mehr Muskulatur regst du die Fettverbrennung an und wirst dadurch insgesamt schlanker.

Du brauchst keine Angst davor zu haben, große Muskelberge aufzubauen. Dafür fehlen dir die notwenigen Hormone. Wenn du dem folgst, was in diesem Buch erklärt wird, wirst du einen straffen und schönen Körper bekommen.

Frage: Ich bin krank. Sollte ich trotzdem trainieren?

Auch wenn du es vielleicht noch so sehr willst, trainiere nicht, wenn du krank bist.

Wenn du einen grippalen Infekt und Fieber hast, kann dich das Training kränker machen, als du bereits schon bist und zu Entzündungen des Herzmuskels führen.

Bei einer Herzmuskelentzündung, kann es Wochen, ja sogar Monate dauern, um diese auszukurieren. Lasse deinen Körper bei Krankheit ruhen und sich erholen.

Hast du jedoch Rücken-, Knie- oder andere Gelenkschmerzen, kann das Training dir im Gegenteil helfen und deine Situation um einiges verbessern.

Bewegung fördert die Durchblutung zu allen gelenkumgebenden Strukturen. Die Stoffwechsellage wird erhöht, entzündliche Prozesse schneller abtransportiert und die Gelenkflüssigkeit besser verteilt.

Führe die Übungen bei Gelenkbeschwerden erst ohne Gewichte aus und gewöhne dich an die Bewegung. Während der Übungen sollten keine Schmerzen entstehen und das Gewicht nur langsam gesteigert werden.

Auch Dehnübungen und Massagen sind bei chronischen Gelenkbeschwerden hilfreich.

Tauchen die Schmerzen bereits beim Bewegen des Gelenkes auf, ist das Gelenk höchstwahrscheinlich entzündet, oder die Bänder und Sehnen um das Gelenk sind gereizt.

Wichtig ist jetzt, dass das Gelenk in keiner Weise überlastest wird. Eine Überlastung kann zu einer stärkeren Entzündung führen. Dennoch sollte das Gelenk im schmerzfreien Bereich und ggf. passiv bewegt werden, um eine Verklebung und Schrumpfung der Gelenkkapsel zu vermeiden.

Bei entzündlichen Gelenkproblemen ist es auch hilfreich überwiegend basisch zu essen. Dadurch können die Entzündungen im Körper besser abtransportiert, der Heilungsprozess unterstützt und die Schmerzen gelindert werden.

Es ist auch sinnvoll, die Gelenkbeschwerden von einem erfahrenen Arzt zu untersuchen.

Frage: Freunde von mir, die nicht in Form sind, wollen, dass ich mit ihnen noch immer ungesunde Lebensmittel esse. Was soll ich tun?

Falle nicht in diese Falle und widerstehe der Versuchung. Wenn du mit Menschen zusammen isst, die ungesund und nicht richtig essen, solltest du sehr vorsichtig sein und nicht ihre schlechten Gewohnheiten zu deinen eigenen machen. Pass auf dich auf, sodass du nicht plötzlich begründest: „Ich habe das gegessen, weil ich mich habe mitreißen lassen."

Sei lieber ein Vorbild und inspiriere deine Freunde mit deinen Erfolgen und deiner Gesundheit. Erzähle davon, wie viel besser du dich fühlst und wie sehr du mit Energie geladen bist. Du wirst merken, dass du innerhalb kürzester Zeit mehr Anhänger hast, als du dir je vorstellen konntest.

Frage: Bei mir haben noch keine Trainingsprogramme gewirkt. Warum sollte ich mit diesem beginnen?

Nichts ist ärgerlicher, als sich wochenlang in den Hintern zu treten, um jeden Tag ins Fitnessstudio zu gehen und dann keine Erfolge erzielen. Dies ist einer der häufigsten Gründe, warum die Motivation nachlässt und das Training abgebrochen wird.

Nun, dieses Programm funktioniert. Und noch besser: Es funktioniert schnell.

SCHLANKER GESÜNDER SCHÖNER

Du wirst dich kraftvoll, energiegeladen fühlen - einfach besser als je zuvor.
Das alles kannst du erreichen. Alles, was du dafür tun musst, ist zu beginnen.

24 MEHR ALS EINE ENTSCHEIDUNG

Wir sind gemeinsam einen langen Weg gegangen. Ob du noch weitergehen willst und wie weit, ist allein deine Entscheidung.

Dieses Buch hat dir Ideen und Methoden vorgestellt, die dein Leben verändern können. Was du damit anfängst, liegt ganz bei dir.

Wenn du das Buch weglegst, kannst du es mit dem Gefühl tun, ein wenig dazugelernt zu haben, und dann genauso weitermachen wie bisher.

Du kannst aber auch die Herausforderung annehmen, etwas zu verändern. Du kannst dein Wohlbefinden stärken, dich aktiver fühlen und dir selbst beweisen, dass alles möglich ist.

Eine Ernährungsumstellung und das Training erfordern Disziplin. Sie zeigen aber, dass es möglich ist, Erfolge zu erzielen.

Wenn du einige dieser Strategien anwendest, die du in diesem Buch gelernt hast, um deine Lebensqualität zu verbessern, dann darf ich mich wirklich glücklich schätzen und darüber freuen.

Gib niemals einen Traum auf, nur weil du glaubst, dass

dessen Verwirklichung zu viel Zeit kostet. Die Zeit wird vergehen.

Gute Dinge geschehen, wenn du glaubst. Noch bessere Dinge geschehen, wenn du geduldig bist. Und die besten Dinge geschehen, wenn du niemals aufgibst.

Ich wünsche dir auf deinem Weg alles Gute, viel Erfolg und freue mich von deiner Erfolgsstory zu hören.

Mit besten Grüßen,
Alwin Penner - alwin@superfood-gesund.de

QUELLEN UND STUDIEN

1. Young VR, Pellett PL. Plant proteins in relation to human protein and amino acid nutrition. Am J ClinNutr. 1994 May;59(5 Suppl):1203S-1212S.

2. Hwang, Chang Sun, et al. "Isoflavone metabolites and their in vitro dual functions: They can act as an estrogenic agonist or antagonist depending on the estrogen concentration." The Journal of steroid biochemistry and molecular biology 101.4 (2006): 246- 253.

3. Kalman, Douglas, et al. "Effect of protein source and resistance training on body composition and sex hormones." Journal of the International Society of Sports Nutrition 4.1 (2007): 1-8.

4. Pennings B, Boirie Y, Senden JM, Gijsen AP, Kuipers H, van Loon LJ. Whey protein stimulates postprandial muscle protein accretion more effectively than do casein and casein hydrolysate older men. Am J ClinNutr. 2011 May;93(5):997-

1005. doi: 10.3945/ajcn.110.008102. Epub 2011 Mar 2.

5. Res, Peter T., et al. "Protein Ingestion before Sleep Improves Postexercise Overnight Recovery." Medicine and science in sports and exercise 44.8 (2012): 1560-1569.

6. Roberto Lanzi, LivioLuzi, Andrea Caumo, Anna Claudia Andreotti, Marco Federico Manzoni, Maria Elena Malighetti, Lucia PiceniSereni, Antonio EttorePontiroli. Elevated insulin levels contribute to the reduced growth hormone (GH) response to GH- releasing hormone in obese subjects. Metabolism Volume 48, Issue 9, September 1999, Pages 1152–1156.

7. J P Cappon, E Ipp, J A Brasel and D M Cooper. Acute effects high fat and high glucose meals on the growth hormone response to exercise. doi: 10.1210/jc.76.6.1418 The Journal of Clinical Endocrinology & Metabolism June 1, 1993 vol. 76 no. 6 1418-1422 Department of Pediatrics, Harbor-UCLA Medical Center, Torrance 90509.

8. Chris Poole, Colin Wilborn, Lem Taylor and Chad Kerksick. THE ROLE OF POST-EXERCISE NUTRIENT ADMINISTRATION ON MUSCLE PROTEIN SYNTHESIS AND GLYCOGEN SYNTHESIS.© Journal of Sports Science and Medicine (2010) 354 – 363.

9. Beelen, Milou, et al. "Nutritional strategies to promote postexercise recovery." International journal of sport nutrition exercise metabolism 20.6 (2010): 515-532.

10. Res, Peter T., et al. "Protein ingestion prior to sleep improves post-exercise overnight recovery." Medicine and science in sports and exercise 44.4 (2012): 692-700.

11. Daniel W. D. West and Stuart M. Phillips. Associations of exercise-induced hormone profiles and gains in strength and

hypertrophy in a large cohort after weight training. Eur J Appl Physiol. 2012 July; 112(7): 2693–2702.

12. Uchida MC, Crewther BT, Ugrinowitsch C, Bacurau RF, Moriscot AS, Aoki MS. Hormonal responses to different resistance exercise schemes of similar total volume. J Strength Cond Res. 2009 Oct;23(7):2003-8. doi: 10.1519/JSC.0b013e3181b73bf7.

13. Rogers et al. The Effect of Supplemental Isolated Weight- Training Exercises on Upper-Arm Size and Upper-Body Strength Human Performance Laboratory, Ball State University, Muncie, NSCA Conference Abstract (2000).

14. Rhea MR, Alvar BA, Burkett LN, Ball SD. A meta-analysis to determine the dose response for strength development. Med Sci Sports Exerc. 2003 Mar;35(3):456-64.

15. Campos, Gerson E., et al. "Muscular adaptations in response three different resistance-training regimens: specificity of repetition maximum training zones." European journal of applied physiology 88.1-2 (2002): 50-60.

16. E Jequier, K Acheson, and Y Schutz. Assessment of Energy Expenditure and Fuel Utilization in Man Annual Review of NutritionVol. 7: 187-208 (Volume publication date July 1987)DOI: 10.1146/annurev.nu.07.070187.001155.

17. Bellisle, France, Regina McDevitt, and Andrew M. Prentice. "Meal frequency and energy balance." British Journal of Nutrition 77.S1 (1997): S57-S70.

18. Cameron, Jameason D., Marie-Josée Cyr, and Éric Doucet. "Increased meal frequency does not promote greater weight loss subjects who were prescribed an 8-week equi-energetic energy- restricted diet." British Journal of Nutrition 103.8 (2010): 1098.

19. Anderson, Jennifer Shultz. SEX DIFFERENCES IN THE RELATIONSHIP OF POLYUNSATURATED FATTY ACIDS AND NONINVASIVE IMAGING MEASURES OF SUBCLINICAL CARDIOVASCULAR DISEASE. Diss. Wake Forest University, 2011.

20. Opland, Darren M., Gina M. Leinninger, and Martin G. Myers Jr. "Modulation of the mesolimbic dopamine system by leptin." Brain research 1350 (2010): 65-70.

21. Katzeff, Harvey L., et al. "Metabolic studies in human obesity during overnutrition and undernutrition: thermogenic and hormonal responses to norepinephrine." Metabolism 35.2 (1986): 166-175.

22. Jéquier, Eric. "Leptin signaling, adiposity, and energy balance." Annals of the New York Academy of Sciences 967.1 (2002): 379- 388.

23. Dirlewanger, M., et al. "Effects of short-term carbohydrate or fat overfeeding on energy expenditure and plasma leptin concentrations in healthy female subjects." International journal obesity 24.11 (2000): 1413-1418.

24. Bray, George A., et al. "Effect of dietary protein content on weight gain, energy expenditure, and body composition during overeating." JAMA: the journal of the American Medical Association 307.1 (2012): 47-55.

25. Röjdmark, S., J. Calissendorff, and K. Brismar. "Alcohol ingestion decreases both diurnal and nocturnal secretion of leptin in healthy individuals." Clinical endocrinology 55.5 (2001): 639- 647.

26. Hawley JA. Molecular responses to strength and endurance training: are they incompatible?

ApplPhysiolNutrMetab. 2009
training: are they incompatible? ApplPhysiolNutrMetab. 2009 Jun;34(3):355-61. doi: 10.1139/H09-023.

27. Nader GA. Concurrent strength and endurance training: from molecules to man. Med Sci Sports Exerc. 2006 Nov;38(11):1965- 70.

28. Leveritt M, Abernethy PJ, Barry BK, Logan PA. Concurrent strength and endurance training. A review. Sports Med. 1999 Dec;28(6):413-27.

29. Häkkinen K, Alen M, Kraemer WJ, Gorostiaga E, Izquierdo Rusko H, Mikkola J, Häkkinen A, Valkeinen H, Kaarakainen E, Romu S, Erola V, Ahtiainen J, PaavolainenL. Neuromuscular adaptations during concurrent strength and endurance training versus strength training. Eur J Appl Physiol. 2003 Mar;89(1):42- 52. Epub 2002 Dec 14.

30. Tremblay A, Simoneau JA, Bouchard C. Impact of exercise intensity on body fatness and skeletal muscle metabolism. Metabolism. 1994 Jul;43(7):814-8.

31. King, J. W. A comparison of the effects of interval training vs. continuous training on weight loss and body composition in obese pre-menopausal women (thesis). East Tennessee State University, 2001.

32. Treuth MS, Hunter GR, Williams M: Effects of exercise intensity on 24-h energy expenditure and substrate oxidation. Med Sci Sports Exerc28 :1138– 1143,1996.

33. Trapp EG, Chisholm DJ, Freund J, Boutcher SH. The effects high-intensity intermittent exercise training on fat loss and fasting insulin levels of young women. Int J Obes (Lond). 2008 Apr;32(4):684-91. doi: 10.1038/sj.ijo.0803781. Epub 2008 Jan

34. La Torre, Antonio, et al. "Acute effects of static stretching on squat jump performance at different knee starting angles." The Journal of Strength & Conditioning Research 24.3 (2010): 687- 694.

35. Thacker, Stephen B., et al. "The impact of stretching on sports injury risk: a systematic review of the literature." Medicine & Science in Sports & Exercise 36.3 (2004): 371-378.

36. Rieu, Isabelle, et al. "Increased availability of leucine with leucine-rich whey proteins improves postprandial muscle protein synthesis in aging rats." Nutrition 23.4 (2007): 323-331.

37. Fujita, Satoshi, et al. "Nutrient signalling in the regulation of human muscle protein synthesis." The Journal of physiology 582.2 (2007): 813-823.

38. Frid AH, Nilsson M, Holst JJ, Björck IM. Effect of whey on blood glucose and insulin responses to composite breakfast and lunch meals in type 2 diabetic subjects. Am J ClinNutr. 2005 Jul;82(1):69-75.

39. Dangin, Martial, et al. "The digestion rate of protein is an independent regulating factor of postprandial protein retention." American Journal of Physiology-Endocrinology And Metabolism 280.2 (2001): E340-E348.

40. Pennings, Bart, et al. "Whey protein stimulates postprandial muscle protein accretion more effectively than do casein and casein hydrolysate in older men." The American journal of clinical nutrition 93.5 (2011): 997-1005.

41. Farrell Jr, H. M., et al. "Nomenclature of the proteins of cows' milk—sixth revision." Journal of Dairy Science 87.6 (2004): 1641- 1674.

42. Potier, Mylne, and Daniel Tom. "Comparison of digestibility and quality of intact proteins with their respective hydrolysates." Journal of AOAC International 91.4 (2008): 1002-1005.

43. http://www.fda.gov/downloads/NewsEvents/Meetings Conference sWorkshops/UCM1 63645.ppt.

44. Williams, Melvin H. "Facts and fallacies of purported ergogenic amino acid supplements." Clinics in sports medicine 18.3 (1999): 633-649.

45. http://www.fda.gov/food/guidancecomplianceregulator yinforation/guidancedocuments/dietarysupplements/dietarysu pplementlabelingguide/ ucm070597.htm#4-34

46. Branch, J. David. "Effect of creatine supplementation on body composition and performance: a meta-analysis." International journal of sport nutrition and exercise metabolism 13.2 (2003): 198.

47. Law, Yu Li Lydia, et al. "Effects of two and five days of creatine loading on muscular strength and anaerobic power in trained athletes." The Journal of Strength & Conditioning Research 23.3 (2009): 906-914.

48. Rawson, ERIC S., and JEFF S. Volek. "Effects of creatine supplementation and resistance training on muscle strength and weightlifting performance." Journal of Strength and Conditioning Research 17.4 (2003): 822-831.

49. Eckerson, JOAN M., et al. "Effect of creatine phosphate supplementation on anaerobic working capacity and body weight after two and six days of loading in men and women." Journal of Strength and Conditioning Research 19.4 (2005): 756.

50. Kocak, S., and U. Karli. "Effects of high dose oral creatine supplementation on anaerobic capacity of elite wrestlers." Journal of sports medicine and physical fitness 43.4 (2003): 488-492.

51. Bassit, Reinaldo Abunasser, et al. "Effect of short-term creatine supplementation on markers of skeletal muscle damage after strenuous contractile activity." European journal of applied physiology 108.5 (2010): 945-955.

52. Santos, R. V. T., et al. "The effect of creatine supplementation upon inflammatory and muscle soreness markers after a 30km race." Life sciences 75.16 (2004): 1917-1924.

53. Poortmans JR, Francaux M. Adverse effects of creatine supplementation: fact or fiction? Sports Med. 2000 Sep;30(3):155-70.

54. Terjung RL, Clarkson P, Eichner ER, Greenhaff PL, Hespel Israel RG, Kraemer WJ, Meyer RA, Spriet LL, Tarnopolsky MA, Wagenmakers AJ, Williams MH. American College of Sports Medicine roundtable. The physiological and health effects of oral creatine supplementation. Med Sci Sports Exerc. 2000 Mar;32(3):706-17.

55. Yoshizumi WM, Tsourounis C. Effects of creatine supplementation on renal function. J Herb Pharmacother. 2004;4(1):1-7.

56. Bizzarini E, De Angelis L. Is the use of oral creatine supplementation safe? J Sports Med Phys Fitness. 2004 Dec;44(4):411-6.

57. Groeneveld GJ, Beijer C, Veldink JH, Kalmijn S, Wokke JH, den Berg LH. Few adverse effects of long-term creatine supplementation in a placebo-controlled trial. Int J

Sports Med. 2005 May;26(4):307-13.

58. Francaux M, Poortmans JR. Side effects of creatine supplementation in athletes. Int J Sports Physiol Perform. 2006 Dec;1(4):311-23.

59. Jäger R, Harris RC, Purpura M, Francaux M. Comparison of new forms of creatine in raising plasma creatine levels. J IntSoc Sports Nutr. 2007 Nov 12;4:17.

60. A. Pandit, P. Mistry, P. Dib, A. Nikolaidis, A. K. Dash. EQUILIBRIUM SOLUBILTY STUDIES OF CREATINE NITRATE, CREATINE MONOHYDRATE AND BUFFERED CREATINE.

61. Powers ME, Yarrow JF, McCoy SC, Borst SE. Growth hormone isoform responses to GABA ingestion at rest and after exercise. Med Sci Sports Exerc. 2008 Jan;40(1):104-10.

62. Cavagnini F, Invitti C, Pinto M, Maraschini C, Di Landro A, Dubini A, Marelli A. Effect of acute and repeated administration gamma aminobutyric acid (GABA) on growth hormone and prolactin secretion in man. ActaEndocrinol (Copenh). 1980 Feb;93(2):149-54.

63. Robson, PJet, et al. "Effects of exercise intensity, duration and recovery on in vitro neutrophil function in male athletes." International journal of sports medicine 20 (1999): 128-135.

64. Babij, P., S. M. Matthews, and M. J. Rennie. "Changes in blood ammonia, lactate and amino acids in relation to workload during bicycle ergometer exercise in man." European journal of applied physiology and occupational physiology 50.3 (1983): 405-411.

65. Castell, Linda M. "Can glutamine modify the apparent immunodepression observed after prolonged, exhaustive exercise?." Nutrition 18.5 (2002): 371-375.

66. Parry-Billings, M. A. R. K., et al. "Plasma amino acid concentrations in the overtraining syndrome: possible effects on the immune system." Medicine and science in sports and exercise 24.12 (1992): 1353.

67. Calder, P. C., and P. Yaqoob. "Glutamine and the immune system." Amino acids 17.3 (1999): 227-241.

68. Carvalho-Peixoto, Jacqueline Carvalho-Peixoto J., Robson Cardilo Alves RC Alves, and L-C. Cameron Luiz-Claudio Cameron. "Glutamine and carbohydrate supplements reduce ammonemia increase during endurance field exercise." Applied Physiology, Nutrition, and Metabolism 32.6 (2007): 1186-1190.

69. Favano, Alessandra, et al. "Peptide glutamine supplementation for tolerance of intermittent exercise in soccer players." CLINICS- UNIVERSIDADE DE SAO PAULO- 63.1 (2008): 27.

70. Kingsbury, K. J., L. Kay, and M. Hjelm. "Contrasting plasma free amino acid patterns in elite athletes: association with fatigue and infection." British journal of sports medicine 32.1 (1998): 25- 32.

71. Cruzat, Vinicius Fernandes, Marcelo Macedo Rogero, and Julio Tirapegui. "Effects of supplementation with free glutamine and dipeptide alanyl---glutamine on parameters of muscle damage and inflammation in rats submitted to prolonged exercise." Cell biochemistry and function 28.1 (2010): 24-30.

72. Bassini-Cameron, Adriana, et al. "Glutamine protects

against increases in blood ammonia in football players in an exercise intensity-dependent way." British journal of sports medicine 42.4 (2008): 260-266.

73. Jepson, M. M., et al. "Relationship between glutamine concentration and protein synthesis in rat skeletal muscle." American Journal of Physiology-Endocrinology And Metabolism 255.2 (1988): E166-E172.

74. MacLennan, Peter A., et al. "Inhibition of protein breakdown glutamine in perfused rat skeletal muscle." FEBS letters 237.1 (1988): 133-136.

75. Hankard, REGIS G., MOREY W. Haymond, and D. O. M. I. Q. U. E. Darmaun. "Effect of glutamine on leucine metabolism humans." American Journal of Physiology-Endocrinology And Metabolism 271.4 (1996): E748-E754.

76. Antonio, J. O. S. E., et al. "The effects of high-dose glutamine ingestion on weightlifting performance." Journal of strength and conditioning research 16.1 (2002): 157-160.

77. Candow, Darren G., et al. "Effect of glutamine supplementation combined with resistance training in young adults." European journal of applied physiology 86.2 (2001): 142-149.

78. Wilkinson, Sarah B. Wilkinson SB, et al. "Addition of glutamine to essential amino acids and carbohydrate does not enhance anabolism in young human males following exercise." Applied Physiology, Nutrition, and Metabolism 31.5 (2006): 518-529.

79. Álvares TS, Meirelles CM, Bhambhani YN, Paschoalin VM, Gomes PS. L-Arginine as a potential ergogenic aid in healthy subjects. Sports Med. 2011 Mar 1;41(3):233-48. doi: 10.2165/11538590-000000000-00000.

80. Sureda A, Cordova A, Ferrer MD, Tauler P, Perez G, Tur JA, Pons A. Effects of L-citrulline oral supplementation on polymorphonuclear neutrophils oxidative burst and nitric oxide production after exercise. Free Radic Res. 2009 Sep;43(9):828-35. doi: 10.1080/10715760903071664. Epub 2009 Jul 6.

81. Artioli GG, Gualano B, Smith A, Stout J, Lancha AH Jr. Role beta-alanine supplementation on muscle carnosine and exercise performance. Med Sci Sports Exerc. 2010 Jun;42(6):1162-73. doi: 10.1249/MSS.0b013e3181c74e38.

82. American Dietetic Association; Dietitians of Canada; American College of Sports Medicine, Rodriguez NR, Di Marco NM, Langley S. American College of Sports Medicine position stand. Nutrition and athletic performance. Med Sci Sports Exerc. 2009 Mar;41(3):709-31. doi: 10.1249/MSS.0b013e31890eb86.

83. http://www.scientificamerican.com/article.cfm?id=soil-depletion-and-nutrition-loss.

84. Volpe SL. Micronutrient requirements for athletes. Clin Sports Med. 2007 Jan;26(1):119-30.

85. American Dietetic Association; Dietitians of Canada; American College of Sports Medicine, Rodriguez NR, Di Marco NM, Langley S. American College of Sports Medicine position stand. Nutrition and athletic performance. Med Sci Sports Exerc. 2009 Mar;41(3):709-31. doi: 10.1249/MSS.0b013e31890eb86.

86. Lukaski HC. Vitamin and mineral status: effects on physical performance. Nutrition. 2004 Jul-Aug;20(7-8):632-44.

87. Volpe SL. Micronutrient requirements for athletes. Clin Sports Med. 2007 Jan;26(1):119-30.

88. Gaullier JM, Halse J, Høye K, Kristiansen K, Fagertun H, Vik H, Gudmundsen O. Conjugated linoleic acid supplementation for y reduces body fat mass in healthy overweight humans. Am J ClinNutr. 2004 Jun;79(6):1118-25.

89. Gaullier JM, Halse J, Høye K, Kristiansen K, Fagertun H, Vik H, Gudmundsen O. Supplementation with conjugated linoleic acid for 24 months is well tolerated by and reduces body fat mass in healthy, overweight humans. J Nutr. 2005 Apr;135(4):778-84.

90. Watras AC, Buchholz AC, Close RN, Zhang Z, Schoeller DA. role of conjugated linoleic acid in reducing body fat and preventing holiday weight gain. Int J Obes (Lond). 2007 Mar;31(3):481-7. Epub 2006 Aug 22.

91. Whigham LD, Watras AC, Schoeller DA. Efficacy of conjugated linoleic acid for reducing fat mass: a meta-analysis in humans.
J ClinNutr. 2007 May;85(5):1203-11.

92. Pinkoski C, Chilibeck PD, Candow DG, Esliger D, Ewaschuk Facci M, Farthing JP, Zello GA. The effects of conjugated linoleic acid supplementation during resistance training. Med Sci Sports Exerc. 2006 Feb;38(2):339-48.

93. Yang, Chung S., Joshua D. Lambert, and Shengmin Sang. "Antioxidative and anti-carcinogenic activities of tea polyphenols." Archives of toxicology 83.1 (2009): 11-21.

94. Venables, Michelle C., et al. "Green tea extract ingestion, fat oxidation, and glucose tolerance in healthy humans." The American journal of clinical nutrition 87.3 (2008): 778-784.

95. Maki, Kevin C., et al. "Green tea catechin consumption enhances exercise-induced abdominal fat loss in overweight and obese adults." The Journal of nutrition 139.2 (2009): 264-270.

96. Gerster H. Can adults adequately convert alpha-linolenic acid (18:3n-3) to eicosapentaenoic acid (20:5n-3) and docosahexaenoic acid (22:6n-3)? Int J Vitam Nutr Res. 1998;68(3):159-73.

97. Brenna JT. Efficiency of conversion of alpha-linolenic acid to long chain n-3 fatty acids in man. Curr Opin Clin Nutr Metab Care. 2002 Mar;5(2):127-32.

98. Smith GI, Atherton P, Reeds DN, Mohammed BS, Rankin D, Rennie MJ, Mittendorfer B. Dietary omega-3 fatty acid supplementation increases the rate of muscle protein synthesis older adults: a randomized controlled trial. Am J Clin Nutr. 2011 Feb;93(2):402-12. doi: 10.3945/ajcn.110.005611. Epub 2010 Dec 15.

99. Smith GI, Atherton P, Reeds DN, Mohammed BS, Rankin D, Rennie MJ, Mittendorfer B. Omega-3 polyunsaturated fatty acids augment the muscle protein anabolic response to hyperinsulinaemia-hyperaminoacidaemia in healthy young and middle-aged men and women. Clin Sci (Lond). 2011 Sep;121(6):267-78. doi: 10.1042/CS20100597.

100. Tartibian B, Maleki BH, Abbasi A. The effects of ingestion omega-3 fatty acids on perceived pain and external symptoms of delayed onset muscle soreness in untrained men. Clin J Sport Med. 2009 Mar;19(2):115-9. doi: 10.1097/JSM.0b013e31819b51b3.

101. Bloomer RJ, Larson DE, Fisher-Wellman KH, Galpin AJ, Schilling BK. Effect of eicosapentaenoic and

docosahexaenoic acid on resting and exercise-induced inflammatory and oxidative stress biomarkers: a randomized, placebo controlled, cross-over study. Lipids Health Dis. 2009 Aug 19;8:36. doi: 10.1186/1476-511X-8-36.

102. Kiecolt-Glaser JK, Belury MA, Andridge R, Malarkey WB, Glaser R. Omega-3 supplementation lowers inflammation and anxiety in medical students: a randomized controlled trial. Brain Behav Immun. 2011 Nov;25(8):1725-34. doi: 10.1016/j.bbi.2011.07.229. Epub 2011 Jul 19.

103. Yusof HM, Miles EA, Calder P. Influence of very long-chain 3 fatty acids on plasma markers of inflammation in middle-aged men. Prostaglandins Leukot Essent Fatty Acids. 2008 Mar;78(3):219-28. doi: 10.1016/j.plefa.2008.02.002. Epub 2008 Apr 9.

104. Kiecolt-Glaser JK, Belury MA, Andridge R, Malarkey WB, Glaser R. Omega-3 supplementation lowers inflammation and anxiety in medical students: a randomized controlled trial. Brain Behav Immun. 2011 Nov;25(8):1725-34. doi: 10.1016/j.bbi.2011.07.229. Epub 2011 Jul 19.

105. Ramel A, Martinez JA, Kiely M, Bandarra NM, Thorsdottir Moderate consumption of fatty fish reduces diastolic blood pressure in overweight and obese European young adults during energy restriction. Nutrition. 2010 Feb;26(2):168-74. doi: 10.1016/j.nut.2009.04.002. Epub 2009 May 31.

106. Campbell F, Dickinson HO, Critchley JA, Ford GA, Bradburn M. A systematic review of fish-oil supplements for the prevention and treatment of hypertension. Eur J Prev Cardiol. 2013 Feb;20(1):107-20. doi: 10.1177/2047487312437056. Epub 2012 30.

107. Nahas R, Sheikh O. Complementary and alternative

medicine for the treatment of major depressive disorder. Can Fam Physician. 2011 Jun;57(6):659-63.

108. Sarris J, Mischoulon D, Schweitzer I. Omega-3 for bipolar disorder: meta-analyses of use in mania and bipolar depression. J Clin Psychiatry. 2012 Jan;73(1):81-6. doi: 10.4088/JCP.10r06710.

109. Hamazaki T, Itomura M, Sawazaki S, Nagao Y. Anti-stress effects of DHA. Biofactors. 2000;13(1-4):41-5.

110. Sawazaki S, Hamazaki T, Yazawa K, Kobayashi M. The effect docosahexaenoic acid on plasma catecholamine concentrations glucose tolerance during long-lasting psychological stress: a double-blind placebo-controlled study. J Nutr Sci Vitaminol (Tokyo). 1999 Oct;45(5):655-65.

111. Lauretani F, Maggio M, Pizzarelli F, Michelassi S, Ruggiero Ceda GP, Bandinelli S, Ferrucci L. Omega-3 and renal function older adults. Curr Pharm Des. 2009;15(36):4149-56.

112. De Caterina R, Madonna R, Massaro M. Effects of omega-3 fatty acids on cytokines and adhesion molecules. Curr Atheroscler Rep. 2004 Nov;6(6):485-91.

113. Simopoulos AP. The importance of the omega-6/omega-3 fatty acid ratio in cardiovascular disease and other chronic diseases. Biol Med (Maywood). 2008 Jun;233(6):674-88. doi: 10.3181/0711- MR-311. Epub 2008 Apr 11.

114. Ka He, MD, MPH; Eric B. Rimm, ScD; Anwar Merchant, DMD, ScD; Bernard A. Rosner, PhD; Meir J. Stampfer, MD, DrPH; Walter C. Willett, MD, DrPH; Alberto Ascherio, MD, DrPH. Fish Consumption and Risk of Stroke in Men. JAMA. 2002;288(24):3130-3136. doi:10.1001/jama.288.24.3130.

115. Huang T, Bhulaidok S, Cai Z, Xu T, Xu F, Wahlqvist ML, Li Plasma phospholipids n-3 polyunsaturated fatty acid is associated with metabolic syndrome. Mol Nutr Food Res. 2010 Nov;54(11):1628-35. doi: 10.1002/mnfr.201000025.

116. Smith BK, Holloway GP, Reza-Lopez S, Jeram SM, Kang JX, Ma DW. A decreased n-6/n-3 ratio in the fat-1 mouse is associated with improved glucose tolerance. Appl Physiol Nutr Metab. 2010 Oct;35(5):699-706. doi: 10.1139/H10-066.

117. Rossi AS, Lombardo YB, Lacorte JM, Chicco AG, Rouault C, Slama G, Rizkalla SW. Dietary fish oil positively regulates plasma
leptin and adiponectin levels in sucrose-fed, insulin-resistant rats. Am J Physiol Regul Integr Comp Physiol. 2005 Aug;289(2):R486- R494.

118. Huang T, Wahlqvist ML, Xu T, Xu A, Zhang A, Li D. Increased plasma n-3 polyunsaturated fatty acid is associated with improved insulin sensitivity in type 2 diabetes in China. Mol Nutr Food Res. 2010 May;54 Suppl 1:S112-9. doi: 10.1002/mnfr.200900189.

119. Narendran R, Frankle WG, Mason NS, Muldoon MF, Moghaddam B (2012) Improved Working Memory but No Effect Striatal Vesicular Monoamine Transporter Type 2 after Omega-3 Polyunsaturated Fatty Acid Supplementation. PLoS ONE 7(10): e46832. doi:10.1371/journal.pone.0046832.

120. Muldoon MF, Ryan CM, Sheu L, Yao JK, Conklin SM, Manuck SB. Serum phospholipid docosahexaenonic acid is associated with cognitive functioning during middle adulthood. J Nutr. 2010 Apr;140(4):848-53. doi: 10.3945/jn.109.119578. Epub 2010 Feb 24.

121. Chiu CC, Su KP, Cheng TC, Liu HC, Chang CJ, Dewey ME, Stewart R, Huang SY. The effects of omega-3 fatty acids monotherapy in Alzheimer's disease and mild cognitive impairment: a preliminary randomized double-blind placebo- controlled study. Prog Neuropsychopharmacol Biol Psychiatry. 2008 Aug 1;32(6):1538-44. doi: 10.1016/j.pnpbp.2008.05.015. Epub 2008 May 25.

122. Buckley JD, Howe PR. Anti-obesity effects of long-chain omega-3 polyunsaturated fatty acids. Obes Rev. 2009 Nov;10(6):648-59. doi: 10.1111/j.1467-789X.2009.00584.x. Epub 2009 May 12.

123. Cha SH, Fukushima A, Sakuma K, Kagawa Y. Chronic docosahexaenoic acid intake enhances expression of the gene for uncoupling protein 3 and affects pleiotropic mRNA levels in skeletal muscle of aged C57BL/6NJcl mice. J Nutr. 2001 Oct;131(10):2636-42.

124. Baillie RA, Takada R, Nakamura M, Clarke SD. Coordinate induction of peroxisomal acyl-CoA oxidase and UCP-3 by dietary fish oil: a mechanism for decreased body fat deposition.
Prostaglandins Leukot Essent Fatty Acids. 1999 May-Jun;60(5- 6):351-6.

125. Flachs P, Horakova O, Brauner P, Rossmeisl M, Pecina P, Franssen-van Hal N, Ruzickova J, Sponarova J, Drahota Z, Vlcek Keijer J, Houstek J, Kopecky J. Polyunsaturated fatty acids of marine origin upregulate mitochondrial biogenesis and induce beta-oxidation in white fat. Diabetologia. 2005 Nov;48(11):2365- 75. Epub 2005 Oct 5.

126. Couet C, Delarue J, Ritz P, Antoine JM, Lamisse F. Effect of dietary fish oil on body fat mass and basal fat oxidation in healthy adults. Int J Obes Relat Metab Disord. 1997 Aug;21(8):637-43.

127. Hessvik NP, Bakke SS, Fredriksson K, Boekschoten MV, Fjørkenstad A, Koster G, Hesselink MK, Kersten S, Kase ET, Rustan AC, Thoresen GH. Metabolic switching of human myotubes is improved by n-3 fatty acids. J Lipid Res. 2010 Aug;51(8):2090- 104. doi: 10.1194/jlr.M003319. Epub 2010 Apr 2.

128. Mogelson S, Pieper SJ, Lange LG. Thermodynamic bases for fatty acid ethyl ester synthase catalyzed esterification of free fatty acid with ethanol and accumulation of fatty acid ethyl esters. Biochemistry. 1984 Aug 28;23(18):4082-7.

129. Beckermann B, Beneke M, Seitz I. Comparative bioavailability of eicosapentaenoic acid and docasahexaenoic acid from triglycerides, free fatty acids and ethyl esters in volunteers. Arzneimittelforschung. 1990 Jun;40(6):700-4.

130. Dyerberg J, Madsen P, Møller JM, Aardestrup I, Schmidt EB. Bioavailability of marine n-3 fatty acid formulations. Prostaglandins Leukot Essent Fatty Acids. 2010 Sep;83(3):137-41. doi: 10.1016/j.plefa.2010.06.007.

131. Neubronner J, Schuchardt JP, Kressel G, Merkel M, von Schacky C, Hahn A. Enhanced increase of omega-3 index in response to long-term n-3 fatty acid supplementation from triacylglycerides versus ethyl esters. Eur J Clin Nutr. 2011 Feb;65(2):247-54. doi: 10.1038/ejcn.2010.239. Epub 2010 Nov 10.

132. Yang LY, Kuksis A, Myher JJ. Lipolysis of menhaden oil triacylglycerols and the corresponding fatty acid alkyl esters by pancreatic lipase in vitro: a reexamination. J Lipid Res. 1990 Jan;31(1):137-47.

133. Best CA, Laposata M. Fatty acid ethyl esters: toxic non- oxidative metabolites of ethanol and markers of ethanol

intake. Front Biosci. 2003 Jan 1;8: e202-17.

134. Haber PS, Wilson JS, Apte MV, Pirola RC. Fatty acid ethyl esters increase rat pancreatic lysosomal fragility. J Lab Clin Med. 1993 Jun;121(6):759-64.

135. Yuan GJ, Zhou XR, Gong ZJ, Zhang P, Sun XM, Zheng SH. Expression and activity of inducible nitric oxide synthase and endothelial nitric oxide synthase correlate with ethanol-induced liver injury. World J Gastroenterol. 2006 Apr 21;12(15):2375-81.

136. Laposata EA, Lange LG. Presence of nonoxidative ethanol metabolism in human organs commonly damaged by ethanol abuse. Science. 1986 Jan 31;231(4737):497-9.

137. Werner J, Laposata M, Fernández-del Castillo C, Saghir M, Iozzo RV, Lewandrowski KB, Warshaw AL. Pancreatic injury in induced by fatty acid ethyl ester, a nonoxidative metabolite of alcohol. Gastroenterology. 1997 Jul;113(1):286-94.

138. Foran SE, Flood JG, Lewandrowski KB. Measurement of mercury levels in concentrated over-the-counter fish oil preparations: is fish oil healthier than fish? Arch Pathol Lab Med. 2003 Dec;127(12):1603-5.

139. Marit Aursand, Revilija Mozuraityte, Kristin Hamre, Helle Knutsen, Amund Maage, Augustine Arukwe. Description of the processes in the value chain and risk assessment of decomposition substances and oxidation products in fish oils.

140. Schaller JL. Mercury and fish oil supplements. MedGenMed. 2001 Apr 13;3(2):20.

141. Melanson SF, Lewandrowski EL, Flood JG,

Lewandrowski KB. Measurement of organochlorines in commercial over-the-counter fish oil preparations: implications for dietary and therapeutic recommendations for omega-3 fatty acids and a review of the literature. Arch Pathol Lab Med. 2005 Jan;129(1):74-7.

142. Moore DR, Robinson MJ, Fry JL, Tang JE, Glover EI, Wilkinson SB, Prior T, Tarnopolsky MA, Phillips SM. Ingested protein dose response of muscle and albumin protein synthesis after resistance exercise in young men. Am J Clin Nutr. 2009 Jan;89(1):161-8. doi: 10.3945/ajcn.2008.26401. Epub 2008 Dec

143. Yang Y, Breen L, Burd NA, Hector AJ, Churchward-Venne Josse AR, Tarnopolsky MA, Phillips SM. Resistance exercise enhances myofibrillar protein synthesis with graded intakes of whey protein in older men. Br J Nutr. 2012 Nov 28;108(10):1780- 8. doi: 10.1017/S0007114511007422. Epub 2012 Feb 7.

144. Pennings B, Groen B, de Lange A, Gijsen AP, Zorenc AH, Senden JM, van Loon LJ. Amino acid absorption and subsequent muscle protein accretion following graded intakes of whey protein in elderly men. Am J Physiol Endocrinol Metab. 2012 Apr 15;302(8):E992-9. doi: 10.1152/ajpendo.00517.2011. Epub 2012 Feb 14.

145. Nosaka K, Sacco P, Mawatari K. Effects of amino acid supplementation on muscle soreness and damage. Int J Sport Nutr Exerc Metab. 2006 Dec;16(6):620-35.

146. Bemben MG, Lamont HS. Creatine supplementation and exercise performance: recent findings. Sports Med. 2005;35(2):107-25.

147. Kreider RB. Effects of creatine supplementation on performance and training adaptations. Mol Cell Biochem. 2003 Feb;244(1-2):89-94.

148. Preen D, Dawson B, Goodman C, Beilby J, Ching S. Creatine supplementation: a comparison of loading and maintenance protocols on creatine uptake by human skeletal muscle. Int J Sport Nutr Exerc Metab. 2003 Mar;13(1):97-111.

149. Green AL, Hultman E, Macdonald IA, Sewell DA, Greenhaff PL. Carbohydrate ingestion augments skeletal muscle creatine accumulation during creatine supplementation in humans. Am Physiol. 1996 Nov;271(5 Pt 1):E821-6.

150. Bassini-Cameron A, Monteiro A, Gomes A, Werneck-de-Castro JP, Cameron L. Glutamine protects against increases in blood ammonia in football players in an exercise intensity-dependent way. Br J Sports Med. 2008 Apr;42(4):260-6. Epub 2007 Nov 5.

151. Gleeson M. Dosing and efficacy of glutamine supplementation in human exercise and sport training. J Nutr. 2008 Oct;138(10):2045S-2049S.

152. Hoffman JR, Ratamess NA, Kang J, Rashti SL, Kelly N, Gonzalez AM, Stec M, Anderson S, Bailey BL, Yamamoto LM, Hom LL, Kupchak BR, Faigenbaum AD, Maresh CM. Examination of efficacy of acute L-alanyl-L-glutamine ingestion during hydration stress in endurance exercise. J Int Soc Sports Nutr. 2010 Feb 3;7:8. doi: 10.1186/1550-2783-7-8.

153. Hibbeln JR, Nieminen LR, Blasbalg TL, Riggs JA, Lands WE. Healthy intakes of n-3 and n-6 fatty acids: estimations considering worldwide diversity. Am J Clin Nutr. 2006 Jun;83(6 Suppl):1483S-1493S.

Alwin Penner

SCHLANKER GESÜNDER SCHÖNER

Printed in Germany
by Amazon Distribution
GmbH, Leipzig